障がい論

文化に即したケア

編著 丸谷 美紀

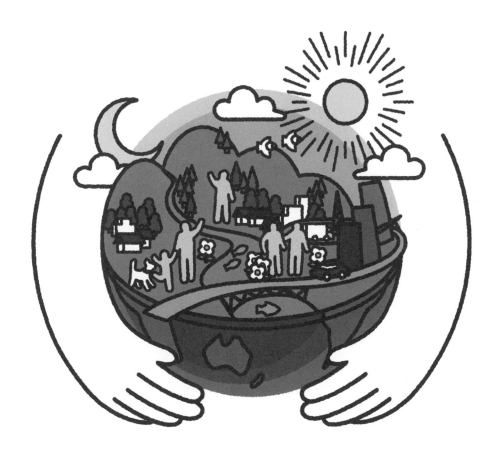

クオリティケア

編　著

丸谷　美紀　　　国立保健医療科学院　統括研究官

執　筆 (執筆順)

阪東　美智子　　国立保健医療科学院 生活環境研究部　上席主任研究官
田野　ルミ　　　国立保健医療科学院 生涯健康研究部　上席主任研究官
早瀬　久美　　　昭和大学病院　薬剤師
佐久間　勇人　　特定非営利活動法人 全国脊髄小脳変性・多系統萎縮症友の会　副会長
袖山　真喜子　　介護予防・日常生活支援総合事業所ポピー　会長

巻頭言

　全国の医療従事者には申し訳ありませんが私は病院が苦手です。そういうと「私も同じです」と共感されることがあります。「すごく待たされるのに診察時間が短いですよね」と。私が苦手なのはその方向ではありません。私だけでなく耳の聞こえない人にとって病院とはいるだけで常に不安な気持ちにさせられる場所です。

　診察室で医師が渋い顔をしてカルテを眺めています。口は動いていますが，その声は私には全く届いていません。何を言っているのかさっぱり分からないのです。筆談をすればいいのですが，筆談をお願いしてもやんわりと断られることが多く，せいぜい口を大きくゆっくり動かすくらいです。口の動きが読み取れる聞こえない人も中にはいますが，私は苦手です。読み取れる人であっても大きくゆっくり動かされると逆に分からないそうです。通常のリズムで，ほんの少し口を大きく若干ゆっくりめ，ならなんとか読み取れるとのこと。そのような微妙な匙加減ができる「聞こえる人」というのは，よほど普段から聞こえない人（口の動きが読み取れる）との接点がある人だけでしょう。私は口をどう動かそうと読み取れないので筆談が良いのですが，病院に行くときは，大抵私自身の具合が悪く筆談どころではありません。なんとか筆談をお願いしてもスルーされて，こちらを見ないで動く医師の口をただ眺めるしかありません。こちらも粘り強く筆談をお願いするほどの元気は残っていません。

　助けを求めようと隣の看護師さんを見ますが，あいにく大きなマスクをしていて表情が全く見えません。医師は首を横に振りながら何かを言っています。どうやら質問をしているようですが答えようがありません。こちらの不安感もピークになり，耳の聞こえない人たちの奥の手「分かったふり」をして，曖昧にうなずき，その場をやり過ごそうとしてしまいます。イエスやノー式の質問なら良いのですが，何か答えを求めている質問の時は，頷くだけでは医師も戸惑いの表情を見せ，諦めて会話は終了です。「自分が言っていることが伝わっていないから答えられないんだ」と想像すらしていないのでしょうか？

　次の難関はレントゲン室です。これはガラス越しに隣の部屋に医師を見つめれば少しはわかります。ただ角度によっては顔が見えず指示通りの体勢を取れずに何度も撮り直しということもあります。その時の不満げな医師の顔にこちらもやるせなさがマックスです。MRIなどは機械に顔が隠れるので，もうどうすることもできません。再び診察室に戻る時の足取りは，病気よりも重い感じがします。

　会計は，それほどのやりとりはないので粛々とこなせますが，最後に大きな壁が待ち構えています。薬局です。処方箋を黙って渡して黙って座って，いつ呼び出されるかと受付をひたすらじっと見て，黙って大量の薬を受け取り，逃げるように走り去ります。何か悪いことをしたような申し訳ない気持ちになってしまいます。そして次第に病院が果てしなく遠い存在になってしまうのです。

　ところで私の妻は薬剤師です。そして私と同じ耳が聞こえません。ある日交通事故に

遭ってしまい，妻の働く病院に1週間ほど入院をしました。通院でも大変なのに，入院なんて気が遠くなりそうでしたが，最初の診察で医師の横に手話通訳者が立っていたのにびっくりしました。こちらが頼んだわけではなく，手話を必要とする耳が聞こえない患者ということで，病院の手話通訳ができる職員が立ち会うシステムができているとのことでした。

その医師が，手話通訳がいても私の目をじっと見つめながら，自分の言っていることが確実に私に伝わっているかどうか，確認をしながら丁寧に診察をしてくれました。

さらに，処方される薬については妻が薬剤師として手話で説明をしてくれました。コミュニケーションになんの不安も抱かずに診察を受けられる喜びと，手話でしっかりと自分が飲む薬の内容がわかる感動で，怪我の痛みなど吹き飛んでしまいました。

「薬剤師さんって，こんなことをいつも言っているんだ！」と目から鱗がたくさんこぼれました。これなら安心して薬を飲むことができます。

病院にろう者の医療従事者がいることで，耳が聞えないことの理解が医師や看護師に浸透して行きやすいということを実感しました。

本来コミュニケーションとは対等です。手話通訳も筆談も，聞こえない人とのためだけではなく，お互いのための手段です。しかし聞こえない人のために筆談をしてあげる，という感じを漂わせてしまう医療従事者も少なくないのが実情です。私たちにとってこの「してもらう感」は，耳が聞こえないことで迷惑をかけてしまうのではという気持ちになり，病院に苦手意識を持ってしまうことに繋がりやすいです。

医師や看護師が自分の職務を全うし，インフォームドコンセントをしっかり行うためには，自分たちにとっても手話通訳や筆談は必要だ，という認識が大切だと思います。

結局，私の入院中は，こちらが何も言わなくても看護師もごく自然に筆談で対応してくれました。こうして私は耳の聞こえない患者としてではなく，一般的な患者として入院生活を満喫することができました。これは患者としてあるべき環境ですし，当たり前のことです。この感動を私だけでなく，全ての耳の聞こえない人たちに味わってほしいと思います。そのためにはろう者の医療従事者が増えるだけでなく，私たち自身が何度も病院に足を運び，対等なコミュニケーションを築いていくことが大切です。

『障がい論―文化に即したケア』を読ませていただいた時，今まで私たちが感じていた医療現場での不安がなぜ起こるのか，一つ一つの疑問がきれいに解消されました。そして，この本を1人でも多くの医療従事者やその関係者が手にとることで，私たち障がいを持つ患者のクオリティライフが激変するのでは，と大きな希望に変わりました。障がい者の世界を文化として捉えて，それを医療のケアの現場にしっかりと落とし込み，具体的かつわかりやすく書かれている本は，おそらく初めてではないでしょうか？　この本は，私たちが私たちの身を守るためにも必要なものです。

耳が聞こえない以前に私たちは1人の生活者なのです。

早瀬憲太郎

巻頭言 ……………………………………………… iii

第1章　障がい者の文化を尊重したケア　　　　　　　　1

1. 障がい者・健康とは　　　　　　　　　　　　　　1

1　障がい者とは ……………………… 1
2　健康とは ……………………………… 3

2. 文化集団としての障がい者の理解　　　　　　　6

1　障がい者の文化とは …………… 6
2　文化とは ……………………………… 8
3　文化集団として障がい者を理解する意義…… 11
4　本書における文化集団としての
　障がい者の捉え方 ………………… 14
　(1) マクロ (国) レベルの価値観・規範………… 15
　(2) メゾ (自治体や生活圏域) レベルの
　　価値観・規範 ……………………… 17
　(3) 人生の歩み ……………………… 19

　(4) 固有の存在としてのミクロレベルの
　　価値観・規範 ……………………… 20
　(5) 支援の依頼・受け入れ,
　　セルフアドボカシー ………………… 21
　(6) 生活行動の様式 ……………………… 24
　　①安全な環境の維持　②意思疎通　③呼吸
　　④飲食　⑤排泄　⑥清潔の保持と着衣
　　⑦体温調節　⑧移動　⑨労働と休息　⑩学習
　　⑪性的特徴の表出　⑫睡眠　⑬死

3. 障がい者の文化を尊重したケアとヘルスプロモーション　　32

1　文化に即したケアの定義 ……………32
2　文化に即したケアの原則 ……………35
3　文化を尊重したケアの局面 …………40

4　文化に即したケアを阻害するもの …………42

第2章　文化に即したケアの展開方法　　47

1. 個別保健指導の事例　　47

1　Assess　アセスメント ……………………48
2　Accept　受け止め ……………………49
3　Aware　気づきの促し……………………50
4　Balance　生活や価値観とのバランス………51

5　Connect
　　生活の目標や価値観への結びつけ …………52
6　Comfort　安寧………………………………52

2. 地域（メゾレベル）の変容　　53

3. 保健指導 ABC を応用した障がい者の文化を尊重したケア　　55

1　アルコール性精神障害の事例………………55
2　ゴミ屋敷に暮らす兄妹への支援 …………57

3　医療的ケアが必要になった重症心身障害児の
　　母への支援………………………………59

4. 自分の文化への自覚を高めるために　　60

文化は変容する ………………………………61

第3章　ケアをすすめる　63

1.　環境整備から考える障害者の健康　63

1　「障害」の表記 ………………… 63
2　「障害」の概念 ………………… 64
3　ヘルスプロモーションと環境 ………… 66
4　バリアフリーとユニバーサルデザイン …… 67
5　バリアフリーに関する法制度 ………… 69

6　障害者の住まいに対する施策 ……………… 69
7　住まいのガイドラインの課題 ……………… 70
8　環境整備の効果 ………………… 71
9　ヘルスプロモーションのための
　　環境整備に向けて ………………… 72

2.　ヘルスプロモーションを共有しやすい歯科口腔保健　73

1　ヘルスプロモーション,
　　障害者等の概念整理 ………………… 73

2　障害者のヘルスプロモーション支援活動 …… 76

3.　耳が聞こえない私と「障害」　79

1　私たちの考える障害とは ……………… 79
2　誰一人取り残さない地域づくりに向けた
　　提言 ………………… 80

3　障害者へのヘルスプロモーション支援 …… 83
4　まとめ ………………… 84

4.　看護師をしていた頃の私へ　86

1　発症からの日々 ……………… 86
2　看護師さんとの関り ……………… 86

3　支えられて ………………… 87
4　プロフェッショナルとして ……………… 88

5.　これが俺のスタイル　90

1　病気と笑顔の遺伝 ……………… 90
2　やさしさと思いやり ……………… 91
3　病人ではなく, 名前を持つ個人として …… 91
4　出来るか出来ないかではなく,
　　やるかやらないか ……………… 92
5　助けは必要だが, 気持ちや心は対等 …… 92
6　やっても無駄か, まだまだやれるか …… 93
7　仲間の応援, どよめきと涙 ……………… 94

8　2年後の為に少しずつ頑張る
　　障害あるなしに関係ない ……………… 95
9　人生のターニングポイント ……………… 96
10　皆, 今日も明日もどうなるかわからない,
　　今出来る事をやるだけ ……………… 96
11　もがいている人間がいることを
　　胸に刻んでほしい ……………… 97
12　全国とつながる　改革へのもがき …… 98

13　医療従事者に向けて最後に一言 ……………98　　14　これが俺のスタイル …………………………99

第4章　改めて障がい者の文化と，それを尊重したケアとは　101

第1章　障がい者の文化を尊重したケア　101

1.　障がい者・健康とは …………………… 101
2.　文化集団としての障がい者の理解 ……… 101
3.　障がい者の文化を尊重したケアと
　　ヘルスプロモーション …………………… 102

第2章　文化に即したケアの展開方法　102

1.　個別保健指導の事例 …………………… 102
2.　地域（メゾレベル）の変容 ……………… 102
3.　ABC モデルを応用した障がい者の文化を
　　尊重したケア …………………………… 103
4.　自分の文化への自覚を高めるために …… 103

第3章　ケアをすすめる　103

1.　環境整備から考える障害者の健康 ……… 103
2.　ヘルスプロモーションを共有しやすい
　　歯科口腔保健 …………………………… 104
3.　耳が聞こえない私と「障害」 …………… 104
4.　看護師をしていた頃の私へ …………… 105
5.　これが俺のスタイル …………………… 105

文　献 ……………………………… 107

索　引 ……………………………… 114

第1章

障がい者の文化を尊重したケア

　本章は3つの節から構成される。第1節では，本稿における障がい者・健康の枠組みを示し，第2節では，障がい者を文化集団として理解する視座を示し，第3節では，障がい者の文化を尊重したケアについて論ずる。読み進めていくうちに読者は，「あたりまえのことを理屈っぽく書いているだけだ」と思われるかもしれない。そのように感じてくだされば幸いである。

　障がい，障害，障碍等の表現があり，それぞれ用いる方の信念が含まれている。筆者は「障がい」という表現で書き進めるが，文中の引用個所は原文のままの表現を用いる。

1. 障がい者・健康とは

1　障がい者とは

　障がい者・障がいを定義することは難しいといわれている。杉野によれば「『障害者』という概念には，自分自身が『障害者』であると思うか否かという自己概念が深く関係している[1]」という。歴史的にも障がい者・障がいは，隔離や排除の時代を経て，多様な視座から論じられてきた。種々の定義や論説のうちのごく一部を以下に紹介する。

　杉野は，障がいの医学モデルを個人に帰するモデル，社会モデルを環境に働きかけるモデルとして次のように整理している[1]。

> 　障がいの個人モデルは，障害に伴う問題の原因を「個人の障害（impairment）」に求め，障害のある人が社会に適応するためには，この個人の障害を治療したり，改善したり，目立たなくすることが必要だと考える。いわば，個人モデルは，障害を治療しようとする考えなので「医学モデル」とも呼ばれている。…一方，学校にエレベーターを設置したり，給食の際に食事介助を行うヘルパーをつけたりして，学校環境を障害のある子供に適応させようとして環境に働きかけるのが「社会モデル」に基づく支援である。

　河口も人の側・社会環境の側という視点で整理し，そのうえで，障がいは個別事情と環境の間のずれであると述べている[2]。

> 　私たちが「障害」と言い表している中には「impairment」と「disability」のふたつの意味がふくまれているといわれており，前者は歩きづらいとか見えないとかいった人の側の事情を現した障害，後者は電車に乗れないとか就職できないとかいった社会との関係の中で生まれてくる障害を現している。Impairment のように人間の能力の側からの考え方を「医学モデル」，disability のように社会環境の側からの考え方を「社会モデル」とよんでいる。

さらに，河口は，自身の解釈を次のように述べている。

> 「障害は個性だ」という言説があるが，筆者はその立場をとらない。この考え方は障害を個人に起因する impairment の視点から見ているものであるが，筆者は障害を各人の個別の事情と周辺環境との間で起こるズレ，すなわち周辺環境との相対的関係の中で起こるものと考える。

「医療モデル」「社会モデル」という論説に対し，星加は両者とも「障害の否定」が共有されていると述べている[3]。

> 「医療モデル」と「社会モデル」の双方において「障害の否定」という戦略が共有されていることが分かる。「医療モデル」は…「障害」は常に治療の対象であり，リハビリテーションによって不断に機能回復の努力が要請されるものであるとする。…一方の「社会モデル」においては…社会的にディスアビリティが生み出されているためなのであり，そのような社会のあり方が問題であるとされる。…すなわち「できなくさせる社会」(disablingsociety) が問題とされるのは，「できないこと」が端的に望ましくないという意味で否定的である…。…このように「障害」を否定的に意味付けるという限りにおいて，「医療モデル」と「社会モデル」は同じ地平を共有しているのである。…「医療モデル」はスティグマとしてのインペアメントに関して，個人的側面に照準して身体的な差異を消去することで「障害」を克服しようとし，「社会モデル」はディスアビリティに関して，社会的側面に照準して社会的価値の改変を求めることで「障害」を克服しようとするのである。

筆者には「医学モデル」の「医学」が，狭義の医学のように感じる。日本大百科全書（ニッポニカ）による医学の解説に触れてみよう。ニッポニカによると，日本語で医学という場合，広義（医療の実践）と狭義（実践から離れた学問としての医学）の二つがあるが，欧米では，その区別がなく，学問も実践から離れず，医学が社会の一つの機能や，文化の一分野として理解される傾向が強いという。ニッポニカに示された定義を以下に示す。

> ・日本での医学の定義「物理，化学，数学等多くの自然科学を基礎とする総合科学であって，人の生命の機構を解明することを究極の目的とする高度の科学である。この医学の社会的適用が医療であり，人を対象として，健康時の健康養護，および健康破綻（はたん）からの回復を目的とした，医学の実践面に要求される機能が医療である」(竹内嘉巳 1971)。
> ・アメリカでは「医学（メディシン medicine）とは，全体として，知識，信条，技術，規準，価値，イデオロギー，態度，習慣，象徴など相互に支えあっている体系の複合…」(サンダース L. Sanders, 1954) と定義される。
> ・ドイツでは，医学（メディツィン Medizin）は人間文化の一分野で，個人および集団の健康を守り，病気を回復せしめて社会に復帰させるよう助力することを目的とする」(ロートシュー K. Rothschuh, 1965) と定義される。

さらに，日本と欧米の医学の解釈の違いを，次のように解説している。

・欧米の医学においても，医学研究は自然科学的な方法が中心になって展開
されているが，あくまでもそれは方法としてであって，医学そのものが自
然科学であるとは考えられていない。日本における医学のこのような理解
は，日本が西欧医学を受容し始めた時期に，医学が著しく自然科学的な傾
向を強くみせていたために，その傾向のみを医学であると思ったためであ
ろう。したがって，西欧では 1950 年ごろから，病気へのより広範な対処
や医学的方法そのものの見直しのために，社会科学や人文科学的な方法が
医学のなかでしだいに広い地位を占めるようになっているのに対し，日本
でこうした動きがない…。

筆者は公衆衛生に携わってきた経験から，いわゆる農村医学や社会医学，在
宅医療に関わる医師との接点が多い。筆者の周りには，対象を全人的に捉えて
予防的な取り組みをされたり，在宅療養中の患者を家族と共に看取る医師もい
る。筆者は医師ではないので，これ以上は医学の解釈について踏み込まないが，
昨今，社会的処方も NIH により推進されており，本来の医学に立脚するならば，
障がいの「医学モデル」と「社会モデル」は別物ではないように思われる。

障がい者の定義に話を戻すと，以上のように，幅広く様々な事柄の影響を受
けている。本稿では，障がい者当事者の立場を尊重していると思われる倉本の
定義を借用する [4]。

障がい者とは，身体上の差異に関わって他の人々から分かたれ「障がい者」
と名付けられるとともに，「障がい者」としてふるまうことを期待される人
びとのことである。

日本では障がいを身体，知的，精神と分類しているが，本稿ではすべてを総
称して論じる。各障がい種別で，詳細な分析に基づく論考が必要と思われるが，
それは続編に譲るとして本稿では総論的に論ずる。

2　健康とは

（1）健康の諸説と本稿における健康の定義

健康の定義で最も広く知られているものは，1948 年の設立における世界保
健機関憲章の前文にある以下の定義だろう。
「身体的・精神的・社会的に完全に良好な状態であり，たんに病気あるいは
虚弱でないことではない。」

健康とはなんであるかは，種々の議論が長年なされてきており，時代や国，
信条により多様であろう。筆者は看護職なので，ここでは，看護の文献にみら
れる健康の定義をいくつか紹介する。

・健康とは体調がよく，その人の持てる力を最高に発揮している状態（ナイチンゲール）。

・生命そのものではない健康の質，最も効果的に働いたり，到達可能な最高水準の生きる満足を手にしたりするのを個人に許す，精神的ならびに身体的な活力の限界点（ヘンダーソン）。

・健康は適切で正常なやり方で機能するための能力によって社会的に決定される。それは社会集団によって前もって決定されており，単に病的状態がないということではない。健康は自分自身に戻る。個人は自由であり，自分の資源の文脈の中で自分の興味を追い求めることができる。…健康もまた文化的に決められるということとを覚えておくことは重要である。健康はそれ自身で存在するのではなく，むしろその個人が属している集団の特性や信念によって定められる。たった一人の個人においてさえ，健康の定義は何度も変化するだろう（マイラEレヴァイン）。

・統合された全体的存在として存在し，かつ，そのような存在になるという状態及び過程である。それは，適応，すなわち人と環境の相互作用の反映である。…健康とは死や病気，不幸，ストレスなど避けられないことから逃れることではなく，適切な方法でそれらに対処する能力である（ロイ）。

・日常生活において最大限に可能性を全うするために，その人が持っているものを最適条件で活用することにより，内的・外的環境のストレスに継続的に適応することを意味している（アイモジン・キング）。

・一つの象徴的な用語であり，それは創造的，建設的，生産的，個人的な生活や，地域における社会生活を営むためのパーソナリティの発展と，現在とは異なった他の方向に向かう人間的プロセスを意味する（ペプロウ）。

・患者，家族あるいはコミュニティが至適に機能することであり，患者あるいはグループが定義するものである（コルカバ）。

・所属する文化によって規定され，評価され，実践されている良好な状態を指す。個人（または集団）が，一定のパターンに沿った生活様式の中で，その文化においてよいと認められる役割を日々果たすことができていることを意味する（レイニンガー）。

・流れている過程であり，個人的な創造であり，個人的な責任である。そのように，自分の健康は自分の関与の仕方を変えることで変化させることができる。それは，創造的に意味づけることや，自分を肯定すること，逆説性にそれとなく気づくことを含んでいる（パースィ）。

　上記の定義を概観すると，その人の持てる力が発揮できている状態，環境との相互作用がある，ストレスに適応する，個人的・社会的生活を送るプロセス，文化により規定される等の記述がみられる。この他にも様々な定義や論説があると思われるが，本稿では，健康を次のように定義する。

環境との相互作用の中で持てる力を活かして自分なりの生活している状態

（2）ヘルスプロモーションとの関連付け

　ヘルスプロモーションは，WHO（世界保健機関）が1986年のオタワ憲章で提唱し，2005年のバンコク憲章では再提唱された21世紀の健康戦略で，「人々が自らの健康とその決定要因をコントロールし，改善することができるようにするプロセス」と示されている。そして，「すべての人びとがあらゆる生活舞台─労働・学習・余暇そして愛の場─で健康を享受することのできる公正な社会の創造」を健康づくり戦略の目標としている。

　本稿の障がい者・健康の定義と関連付けるならば，障がい者のヘルスプロモーションを，下記のように表現できるだろう。

　身体上の差異に関わって他の人々から分かたれ「障がい者」と名付けられるとともに，「障がい者」としてふるまうことを期待される人びとが，環境との相互作用の中で持てる力を活かして自分なりの生活をコントロールし，改善することができるようにするプロセス。

---

2. 文化集団としての障がい者の理解

　本節では，障がい者を文化集団として理解することについて論ずる。まず障がい者の文化の所説を紹介し，次に文化の定義，文化集団として障がい者を理解する意義，最後に本稿における文化集団としての障がい者の捉え方について述べていく。

1　障がい者の文化とは

　障がい者を理解する一つの視座として，「障害者文化」が示されている。「優劣に還元しない『文化が違う』という視点は，理解を進めていくときに役にたち，興味深い視点である」と言われている[1]。

　障がい者の文化は，障がい者の文化芸術活動を指すのではない。いくつかの見解を下記に示す。

・感覚機能や精神活動を含めた身体の形質・機能に関わって，他から分断され，「障がい者」と名付けられた人びとが日々生きる文化。…障害者文化は，異なる障害を持つ障害者全体に共通した文化という意味ではない。障害毎に，またその中でも様々に分かれて存在する文化を総称した呼称である[2]。

・津田による障害文化の概念整理[3]
① 「障害文化」は，「障害者」の欲求を制御し，方向付ける媒体である。また同時に，「障害者」の欲求を充足する組織・制度を構成する役割期待である。すなわち，「障害文化」は「障害者」の欲求の生産と消費の過程を制御することで，「障害者」の基本的な生活様式を形成するとともに，「障害者」のアイデンティティを調達し，「障害者」に承認を与える。
② 「障害文化」は，「障害者」の組織化された創造活動である。「障害者」の創造活動は，マージナルな立場から「健常文化」にズレを生じさせ，変革をもたらす力をもつ。「障害文化」はこの活動を組織化したものである。
③ 「障害文化」は，「健常文化」との対照によって存立する独自性をもった文化である。
④ 「障害文化」は，多分に「健常文化」の要素を含む複合文化である。また同時に，内部に多様性を抱えているという意味でも複合文化である。
⑤ 「障害文化」は，「障害者」の主体化を促し多様性を承認する文化である。
⑥ 「障害文化」は，「健常文化」に対して「健常性」の認識と反省を迫る抵抗の拠点である。
⑦ 「障害文化」は，「障害者」の日常生活を支配している「健常者幻想」という権力からの解放の拠点である。

・杉野昭博による障害者文化の3つの側面
① 従属文化：健常者の価値観を無意識ながらも取り入れ影響を受けている文化。健常者によって期待された障害者としての役割も障害者文化と考えるとき，健常者の社会は上位文化となり障害者文化はそれに従属する下位文化になる。
② 対抗文化：カウンターカルチャー，つまり「支配文化」への抵抗から生まれる文化。障害者役割に対する反発として「圧倒的に『依存』している自己を帳消しにするような『反依存』のイデオロギー」。
③ 固有文化：障害者同士のコミュニケーションから生まれてくる文化。健常者の社会への従属と障害者としてのアイデンティティの獲得の葛藤において，同じ障害を持った 障害者集団として「固有文化」の側面がある。

・岩隈は，障がい者の文化が，人種的・社会的マイノリティとは違うことを示している[4]。
黒人やネイティブアメリカンといったエスニックマイノリティはほとんどが同じ人種の親から生まれ，周りに親せき・兄弟といった同じ人種のグループの中で育つ。…それに対して障がい者のほとんどは健常者の親から生まれ，遺伝性疾患でない限り障がい者自身が親になっても子どもは障害を持たないことが多い。つまり子どもでも親の立場でも「家族の下で自分一人に障害がある」という環境はエスニックマイノリティとは大きく違う。…さらに事故などで一夜にして健常者から障がい者になったり，あるいは加齢・慢性疾患で緩やかに障害（例えば耳が遠くなるとか，関節炎）を持ったりすることがあり，障がいの「可変性」も人種との違いの一つといえる。

・ましこは，障がい者文化の多様性と，家族や地域社会からの影響について示している[5]。
障がいの質・程度によって，とてもひとくくりにはできない生活文化の相違があると同時に，それにからまる人的結びつきの質も，かなりのちがいをみせることがわかります。こういった関係性の異質性も各「障がい者文化」の独自性ということができるでしょう。…文化，とりわけ生活文化は，（社会全体の技術水準や流行などの影響もさることながら）生活者としての両親など先行世代の規定する部分（民族，階級・階層，生業，性別…）が相当大きいといえます。

・Susan J. Peters ENCYCLOPEDIA BRITANNICA
The sum total of behaviours, beliefs, ways of living, and material artifacts that are unique to persons affected by disability. Particular definitions of culture take many different forms and are context-bound (dependent on the cultural and geographic context in which they are formed), but three common ways of thinking about disability culture are (1) historical, (2) social and political, and (3) personal and aesthetic. Historical definitions of disability culture fo-

cus on art, poetry, language, and social community developed by disabled people. Definitions of disability culture that blend the social and the political focus on a minority-group distinction with common values of social and economic justice, radical democracy, and self-empowerment. Notions of disability culture grounded in the personal and the aesthetic emphasize a way of living and positive identification with being disabled.

（著者訳）

　障がいに影響を受けた人々に独特な行動，信念，生活様式，芸術作品の総体。種々の文化の定義が多様になされ，文脈に限定されるが（それらが定義された文化や地理的な状況に依存する），障がい文化に関して3つの共通する考え方があり，(1) 歴史的，(2) 社会的・政治的，(3) 個人的・芸術的，である。歴史的な障がい文化の定義は，障がい者によって発展された芸術・詩・言語および社会集団に焦点を当てている。社会と政治を融合させた障がい文化の定義は，社会的経済的な正義・徹底した民主主義・自己啓発に関して共通する価値観を持つ少数グループ，である。個人や芸術に基盤を置く障がい文化の概念は，障がいと共に生きる様式とポジティブなアイデンティティを強調している。

2　文化とは

　それでは，そもそも文化とは何だろうか。文化人類学者の数だけ，文化の定義があるといわれるほど多様な定義がある。その中のごく一部を紹介する。

（1）文化の定義

【辞書】
人間が自然に手を加えて形成してきた物心両面の成果であり衣食住をはじめ技術・学問・芸術・道徳・宗教・政治など生活形成の様式と内容とを含む（広辞苑）。

【学術論文・テキスト等】
・ある集団のメンバーによって幾世代にもわたって獲得され蓄積された知識，経験，信念，価値観，態度，社会階層，宗教，役割，時間―空間関係，宇宙観，物質所有観といった諸相の集大成である[6]。
・文化的グループは，衣服の様式，食物の好み，価値，政治，言語，そしてヘルスケア活動などによって顕著に表れる[7]。
・同じ文化集団のメンバーによって共有される価値観・信じていること・規範・習慣である。文化は考え・行動・存在を形作り，我々が何者であるかを表現する様式となる[8]。
・特定の状況に対して人々がほとんど無意識に使う「暗黙のルール」であり，生活上の諸問題の解決に向かう行動において「司令塔」の役割を果たしている[9]。

- 思想，考え，法則，内在する意味[10]
- ある特定の集団の思考や意思決定やパターン化された行為様式を支配する学習され共有され伝承された価値観，信念，規範，生活様式を意味する[11]。
- 社会現象と個人のパーソナリティの基底にあり，社会現象を説明しようとすれば，人間の行為に遡り，行為者は生物（行動有機体）として存在するが同時に様々な文化的要素（言語，価値観，行動様式など）を内面化して作り上げられた人格システムである[12]。
- 社会に伝承された行動様式，芸術，信念，習慣，生き方，その他人の集団の産物すべてであり，世界観や意思決定を導く[13]。
- ある社会の一員として人が身に付けた知識，信念，技術，モラル，法，習慣[14]。
- 「慣習化された行為・行動様式」「ルールや価値観」，そして「さまざまな道具や装飾品，それから建築物や芸術作品などの生産物」の3つの要素を合わせたものである。「慣習化された行為・行動様式」とは，人が無意識にとる行動のことであり，文化が違えば同じ行動や動作であっても別の意味に解釈されることがある。これらの行動をもたらすものが，人が無意識のうちに取り込み，また周囲から期待された「ルールや価値観」である。その「ルールや価値観」がよいか悪いかはあくまで別の問題であり時代や文化によって異なる[2]。
- ある社会に住む人々が共有している意味の体系[15]。
- Malinowski[16] は文化の概念を次の5点で説明している。①文化は，人間のニーズ充足の過程で起こる諸問題をよりよく処理できるようにする手段的装置である。②文化は，モノ・行為・態度の体系であり，それらの各部分は目的に対する手段として存在する。③文化は，相互に依存しあう種々の要素からなる統一体である。④文化は，諸課題をめぐって組織され，さまざまな制度を形成する。⑤行為の類型としての文化は，教育・社会統制・経済・知識・信仰・道徳の体系・創造的芸術的表現といった各部門に分類することができる。

　数多ある定義・所説に共通するものは「価値・規範・生活」が読み取れる。人は自分にとって価値あるものを目指して行動し，価値は規範と深く関連するといわれる[17]。これらを踏まえ，本稿では文化を次のように定義する。

一定のコミュニティに比較的共通してみられる生活行動の様式と基盤となる価値観・規範。

（2）生活行動とは

　本稿では文化の表現型として生活行動を位置付けるが，生活行動とはどのようなものだろうか。ヘンダーソン，オレム，ローパーら看護理論家が整理しており，次に項目を示す。これらの詳細については後述する。

【ヴァージニア・ヘンダーソン：日常生活活動】[18]

1. 正常に呼吸する。
2. 適切に飲食する。
3. あらゆる排泄経路から排泄する。
4. 体の位置を動かし，またよい姿勢を保持する。
5. 睡眠と休息をとる。
6. 適当な衣類を選び，着脱する。
7. 衣類の調節と環境の調整により，体温を生理的範囲内に維持する。
8. 身体を清潔に保ち，身だしなみを整え，皮膚を保護する。
9. 環境のさまざまな危険因子を避け，また他者を傷害しないようにする。
10. 自分の感情，欲求，恐怖あるいは"気分"を表現して他者とコミュニケーションをもつ。
11. 自分の信仰に従って礼拝する。
12. 達成感をもたらすような仕事をする。
13. 遊び，あるいはさまざまな種類のレクリエーションに参加する。
14. "正常"な発達および健康を導くような学習をし，発見をし，あるいは好奇心を満足させる。

【ドロセア・オレム：普遍的セルフケア要件】[19] 人間が発達するため，健康を維持・回復する。

1. 十分な空気摂取の維持
2. 十分な水分摂取の維持
3. 十分な食物摂取の維持
4. 排泄過程と排泄物に関するケアの提供
5. 活動と休息のバランスの維持
6. 孤独と社会相互作用のバランスの維持
7. 人間の生命，機能，安寧に対する危険の予防
8. 人間の潜在能力，既知の能力限界，および正常でありたいという欲求に応じた，社会集団のなかでの人間の機能と発達の促進。正常性（normalcy）という言葉は，本質的に人間的であるという意味で，また個人の遺伝的・体質的特性と才能に調和しているという意味で用いられる。

【ナンシー・ローパー，ウィニフレッド W. ローガン，アリソン J. ティアニー：生活行動】[20]

1. 安全な環境の維持
2. 意思疎通
3. 呼吸
4. 飲食
5. 排泄
6. 清潔の保持と着衣
7. 体温調節
8. 移動

> 9. 労働と休息
> 10. 性的特徴の表出
> 11. 睡眠
> 12. 死

3 文化集団として障がい者を理解する意義

　障がい者の理解の仕方において，文化集団として捉える意義を長瀬は次のように述べている。

> 障害者の文化を認めるという価値観の変化なしで社会環境の変革を進めることは困難だし，ともすれば逆に障害者への偏見を強めてしまう。障害と共に生きる価値を認めることは，社会環境の変革に魂を入れる作業である。障害による差異を祝福として受け止められる社会を目指すことである。この両面からの取り組みを進めることは障害自体への見方をも変えるだろう[21]。

　また，文化に優劣はないという文化相対主義的な見方や，大きな文化圏の中にも異なる文化が対等に存在するという多文化主義的な見方ができると考える。多文化主義にも「リベラル多文化主義」「コーポレイト多文化主義」「批判多文化主義」等，種々の議論がある。「リベラル多文化主義」は，公的な領域において人種や民族に基づいた承認を行なわず，人種や民族の独自性は私的な領域においてのみ承認するという考え方である。「コーポレイト多文化主義」は，多様なグループの間での収入や就業の機会が平等にならない限り，経済的な公正は達成されないと考えられ，人種や民族の独自性は政治的な争点となる。「批判多文化主義」は，差異や同一性を歴史的・社会的な構築物と考え，その生成過程や構造を批判し変革しようとする。したがって，全体を統合する普遍性もまた，既にあるものではなく，文化間の闘争を通して常につくりだしていくものであると考える[3]。これらの議論の詳細については専門書にゆだねる。

　さらに，保健医療職がケアを提供する際に，文化（その人なりの生活行動や価値規範）を尊重したケアを提供できると考える。以下に，文化相対主義・多文化主義，文化的ケアの視点から，障がい者の文化について説明し，最後に本稿における障がい者の文化の捉え方を示す。

（1）文化相対主義・多文化主義の視点から

　文化相対主義は，国家や民族における文化は，それぞれの自然環境や社会環境への適応を通じて形成された文化で，すべての文化は優劣や善悪のない対等なものと捉える。総論賛成でも，いざ目の前に障がい者がおり共に仕事を遂行しなければならないとき，接し方を知らないと戸惑うこともあるだろう。

> 文化人類学の目的は…異文化と自文化を比較することを通じて，それまで「当たり前」すぎて気にも留めなかった自文化を見つめなおすことにある。

そうすることで初めて私たちはそれまで自分が慣れ親しんだ考え方ややり方は「ほかにもあり得る」さまざまな方法の一つにすぎないことを理解できる。文化相対主義—諸文化はそれぞれにユニークで豊かな内容を含んでおり，文化間に優劣をつけることはできない。文化相対主義的な価値観は…自分には受け入れがたいが関わらざるを得ない「他者」とともに生きるやり方を探る現場においてこそ必要とされる[22]。

　多文化主義とは，大きな文化圏の内には多数の異なる文化が存在し，さらにより小規模な多数の異なる文化が存在するという捉え方で，それらは対等であるというものである。
　文化相対主義も多文化主義も，自分が所属する文化と異なる文化を，その立場に立脚して理解しようとするものである。障がい者を文化集団として理解すると，より障がい者の立場に立って理解を深めることができると考える。同様のことをさとうも言及している。

　　人間は誰にでも得手不得手があります。できることとできないことがある点では，健常者も障がい者もかわりはないのです。…「人間はこうあるべき」という考えを取り払わなければならない[23]。

（2）文化的ケアの視点から
　Leiniger，Purnel，Giger 等が提唱しているが，文化的ケアとは一言でいえば，多様性を尊重したケアである。移民政策や先住民族との共存を図ってきた欧米で発展してきたため，身体的特徴（肌や髪の色，代謝），言語など，人種民族の違いに着目されている。Kark・Leiniger は，文化と健康を次のように述べている。

　　文化はコミュニティの健康の社会決定要因として最も関係しているものだろう[24]。

　　文化は，人々がどのように子育てをするか，痛みへの反応，ストレスへの対処，死への対応，医療者への応答，過去・現在・未来への価値の決め手となる[25]。

　対象を文化の視点から捉える場合，基本的な項目がある。Adams-Leanderr の文化の捉え方を示す[26]。

民俗人種背景	出身国
	出身国生まれか合衆国か
	移民の理由
	人種民族のアイデンティティ
	人種差別の経験
言語とコミュニケーションパターン	母国語
	家庭で話されている言語
	コミュニケーションに好まれている言語
	年齢，性別ほかによって影響されている言語的コミュニケーションのパターン
	通訳の活用の好み
	非言語的コミュニケーションのパターン（アイコンタクト，タッチング）
文化の価値規範	男女の役割機能に関する信念と基準
	謙虚さとセクシュアリティの基準
	家族構成と機能
	仕事，レジャー，成功，時間に関する価値
	教育と職業に関する価値
	子育てや子どもの社会化に関する規範
	ネットワークや支援に関する規範
	加齢と高齢者の扱いに関する価値
	権威への価値
	衣類や外見の規範
生物文化的要因	健康状態における遺伝的な傾向（高血圧，貧血）
	社会文化的に関連する病気（AIDS，アルコール依存）
	身体各部や機能に対する態度
	健康への脅威に対する弱さと抵抗力
	集団によくある民族病
	身体的遺伝的差異（骨密度，身長，体重，寿命）
宗教上の信念と習慣	役割，出産，子育て，健康と疾病に影響する宗教上の信念
	治療的なことを行う宗教家
	健康増進，疾病予防，疾病の治療に関する宗教上の信念と習慣
	避妊と出産への信念と儀式
	死と死ぬことと悲嘆に関する信念と儀礼
保健信念と習慣	病気の原因への信念
	治療に関して信じられていること
	治療者を用いることへの信念（伝統的か西洋的か）
	健康増進と疾病予防に関する習慣
	民間療法の習慣
	精神保健と精神疾患の信念
	食事療法，薬草，ほか民間治療
	食べ物への信念，食事の支度，摂取
	西洋医学の経験

Adams-Leanderr の文化の捉え方（引用して筆者訳）

障がい者を固有の文化と捉えて，その文化に即してケアを提供する際に，文化的ケアが適応できると言われている。文化的ケアについては，3節で詳述する。

次に示す Hahn は，Giger の示した文化のアセスメントモデルを基に，文化と障がいのアセスメントモデルを作成している。Hahn は，図の右下にある「社会志向」の中に「障がい・障がい者の文化 / アイデンティティの意味」を内包している考えである。

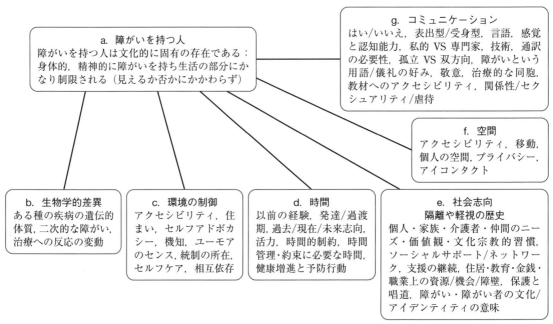

Hahn の文化と障がいのアセスメントモデル
（文献 27）より引用して筆者訳・改変）

4　本書における文化集団としての障がい者の捉え方

「障碍の経験」にとって，社会的・文化的・物質的要素が重要でありうるといわれている[17]。文化人類学者の数だけ文化の定義があり，障がい者の文化の捉え方も多様であろう。本稿では，次ページの図のように障がい者の文化を捉える。マクロレベル（国の範囲が分かりやすいだろう）の価値・規範があり，具体的な政策や暗黙の倫理規範等がつくられる。マクロレベルと相互に影響し合いながら，メゾレベル（自治体や生活圏域）の価値・規範が形成され，コミュニティの物理的環境・アクセシビリティ・支援関係が創造される。メゾレベルのコミュニティとの相互作用の中で，固有の存在として障がい者は人生を歩み，その過程でミクロレベル（個人）の価値観・規範が形成される。その価値観・規範により，支援の依頼・受け入れ・セルフアドボカシーの有無が決定され，具体的な生活行動として具現化され，他者に見える形となる。

図の各レベルの説明を以下に述べる。

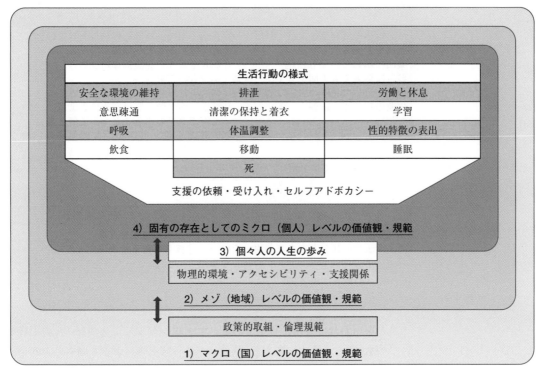

生活行動の様式		
安全な環境の維持	排泄	労働と休息
意思疎通	清潔の保持と着衣	学習
呼吸	体温調整	性的特徴の表出
飲食	移動	睡眠
	死	

支援の依頼・受け入れ・セルフアドボカシー

4) 固有の存在としてのミクロ（個人）レベルの価値観・規範

3) 個々人の人生の歩み

物理的環境・アクセシビリティ・支援関係

2) メゾ（地域）レベルの価値観・規範

政策的取組・倫理規範

1) マクロ（国）レベルの価値観・規範

本書における障がい者の文化のイメージ

（1）マクロ（国）レベルの価値観・規範

　国レベルで，何に価値を置くかにより政策的取組が決定される。生産性に価値を置くか存在自体に価値を置くか，多数派に比較して異質なものを排除するか多様性として包摂するか等の価値観により，国家予算の編成にも影響が出よう。ミクロ・メゾレベルとの相互作用により，形成・変遷する。

　例えば，長野県では，平成23年から「障害のある人もない人も共に生きる社会を目指す研究会」を開催し，障がい者に対する差別に関する検討が進んでいた。このため，障害者差別解消法が成立した後，早い段階で県の職員対応要領の素案を準備していた。その後，内閣府等から示された基本方針や対応要領・対応指針を受け，県の職員対応要領素案を見直し，その過程で「障がいのある人への配慮のチェックリスト」等も併せて提示する形になった。

　また，明文化されていなくても規範により人々の行動は統制される。人は自分にとって価値あるものを目指して行動し，価値は規範と深く関連するといわれ[17]，社会秩序とは，人々の共通の価値・規範ともいわれる[28]。わが国にみられるように「迷惑をかけない」「和を尊び，逸脱を避ける」という暗黙の規範があれば，そのようにふるまうだろう。このことは，個人主義か集団主義か，文脈に価値を置くか置かないか（高文脈文化・低文脈文化），過去・現在・未来の何時の時点に価値を置くかという時間志向等の形でもあらわれ得るだろう。

　過去／現在／未来志向では，日本人は比較的文脈依存といわれ，過去からの継続や関連性で物事を考える。欧米の志向は文脈には依拠しないようで，過去

個人主義	集団主義
最も重要な人物は個人 所属を変えるのも自由 集団に属していても独立 競争は個人でも集団でも生活に浸透 独立，自分の見解の表現は暗黙の裡 失敗の攻めや恥は個人一人	家族・学校・職場等の一員としての自分 忠実であることへ期待 個人や家族の保護的な結びつき 年長者の尊敬 個人よりも集団に焦点を当てる 家族員の失敗と恥は家族におよぶ 家族でケアをすることへの価値と規範 他者の心象を害さない人間関係の円滑なコミュニケーション

Purnell（引用して筆者訳）[29]

高文脈文化	低文脈文化
情報の多くは示唆的 考えを表すのに言葉をあまり用いない 非言語的な様式でメッセージの多くを伝達	言葉の様式を重視 言葉は考えを表現するのに用いられる

Purnell（引用して筆者訳）[30]

のことを言われても困る様子である。マクロレベル・ミクロレベルの影響を受けつつも，固有の人生の歩みと，障がいの進行状況等によって固有の志向を持っているだろう。

　前向きですねと
　言われることに
　違和感がある
　前以外に
　どこを向くのだろう[31]

　時間志向も一様ではなく，過去を振り返ったり，将来を見つめたり，錯綜していると思われる。その時，その場の志向の状況を（くどいようだが）あるがままを受け止めることが肝要である。
　また，先を見据えて予防するか健康増進・予防行動も時間志向と関連するだろう。何に価値を置き，どんな生活—未来に向けて健康増進・予防行動—を送るか，十分に理解する必要がある。その際は，健常者も同様だが，保健医療従事者の理想とする「エビデンスのある栄養・休養・運動・予防接種・検診による早期発見」等の健康増進・予防行動ではなく，どのように生きたいか，時間を使いたいかを基盤にすることがもとめられよう。

　また，障がいの有無にかかわらず，時間の流れの感覚は，マクロレベルの価値・規範に非常に影響を受けるだろう。筆者は九州地方での勤務経験があるが，概して時間の使い方が豊かであった。約束の時間に縛られることなく，悠々と仕事をされており，それで物事もまわっていた。公共交通機関も時刻表通りに来ることは珍しかったし，人々も気に留めていないようだった。豊かな自然の中では，時計よりも自分の感覚に合わせて生活できるようだ。また，台風など

の災害が多発する地域で，かつ様々な政治的・国際的な争い事を経験した地域でもあった。「なんとかなる」とあまり期待せずに生活されてきたのかもしれない。一方，都心の地下鉄では「お急ぎのところ，2分遅れて申し訳ございません」とアナウンスがある。筆者も乗り継ぎを考えると「2分遅れたら乗り継ぎの電車を1本逃すなあ。そうすると職場につくのが5分遅れる」と，分刻みで考えてしまう。豊かな生き方とは何だろうかと自問してしまうことがある。

　ミクロレベルの障がい者の生活行動も，障がい者を取り巻くメゾレベルの環境も，障がいの種別により異なるかもしれないが，ゆったりと丁寧に生きておられる印象を受ける。どのような時間の感覚をお持ちなのか，共に歩む中で実感し，ケア提供者の時間の感覚に合わせないようにしたい。

（2）メゾ（自治体や生活圏域）レベルの価値観・規範

　自治体や生活圏域の人々の価値観・規範は，マクロレベルの影響をつけつつ，またミクロレベルと相互作用しつつ，気候・風土・地理的条件・交流等の状況により，独自のものとして形成される。メゾレベルの価値・規範の具現として，自治体や生活圏域の物理的な環境の整備や，人の付き合い等が現れる。つまり，人々が景観を重視するか，安全性や利便性を重視するか等でコミュニティの物理的環境・アクセシビリティも変わってくるだろう。また，障がい者との接点が多い地域では，無意識のうちに障がいや健康の区別なく人々が付き合う価値・規範が根付いているだろう。

　例えば，物理的環境として建物や道路が考えられる。伝統的な日本の家屋は「上がり框」があり，バリアにもなり得る。しかし，「だれもが楽しい生活を過ごす」という価値・規範があれば，物理的バリアも軽減される。
　以下は，筋ジストロフィーの新入生を迎える中学校校長の回顧で校長先生の「楽しい中学校生活を守る」という価値が，物理的バリアを軽減した例である。

　　私がまず第一に考えたのは，友幸君が，安全で，楽しい中学校生活を過ごしてくれることでした。…養護の山本先生を中心に友幸君の病気についての理解を深める会を持ったり，四街道の病院へ行ったり，市の教育委員会の配慮で，トイレの改修，階段のスロープ（最初は木場先生の手作りの木製でした），昇降機の運び入れと練習等，万全の準備を進めました[32]。

　物理的なバリアはないほうが好ましいが，人的な資源でバリアを解消できることもある。例えば，筆者が車いすを利用されている障がい者の方に講演をお願いしたとき，駅までお迎えに行くと，開口一番「そちらの建物には車いすで利用できるトイレはありますか」と，尋ねられた。講演の機会が多いその方は，講演先でトイレに困ることが多く，まず駅でトイレを済ませてから講演先へ向かうということだった。トイレの環境が整っていることが望まれるが，その方なりに不備な環境と調和されていた。実は，講演をしていただく建物には，当時は不思議なことに，2階にバリアフリーのトイレがあったが，2階までのエレベーターもステアエイドもない状態だった。車いすの方がトイレに行く場合

は，数名で車いすごと持ち上げて階段を上がる，ということをしていた。

　別の事例では，車いす生活をされている方が外出から帰ったところ，団地のエレベーターが故障していたことがある。それを見かけた近隣の方が，すぐに管理者に電話したが復旧まで1時間は要するということだった。復旧までの間，近隣宅へ招かれたが車いすでの出入りも不自由であったため，エレベーター付近で待つことにしたところ，近隣の方々が温かい飲み物やひざ掛けなど持ってきてくれた。

　バリアがないに越したことはないが，気楽に頼める関係で人的な資源があれば「不便なほうが時に温かい」とも感じる。

　　援助はできない部分の援助でよく，時にはちょっとした支えで十分です。
　　…自分が生きていることを実感できる人生を味わうためには，できない部分だけの援助でよいのです[33]。

　必要な時に手助けを求められる環境は温かい。しかしそもそもの価値観が「誰もが安心して過ごせる」ことに変容し，それが物理的環境に，さらに反映されてほしいとも思う。

　人々の付き合い方もマクロレベルの価値・規範の影響を受けつつ，ミクロレベルとの相互作用を通じて変化する。フィリピン大学の地域実習に同行させていただいた際に，脳卒中後遺症のため，自力で食事の支度や買い物ができない独居男性に家庭訪問をした。妻は家計を支えるために国外で家政婦をしている。看護学生が更衣やリハビリを行っている最中に，隣の家の知的障がいの少年が牛乳を届けてくれた。その少年にとって，それが日課なのだそうだ。マクロレベルで相互扶助を当然と思う価値観が，このような関係を自然に生み出していると思える。また，障がい者と接することで支援関係も醸成される。

　日本にも障がいを分離しない地域があり，住民の支援関係が当たり前のように機能している。ある保健師の経験を紹介する。障がいのあるAさんが就職を希望していたが，うまく適応できず，就職と退職を繰り返していた。保健師は，地域の八百屋がパートを募集していることに気づき，店主の人柄等を確認した後に，保健師が仲介して，Aさんは，その八百屋に勤めることになった。優しい店主の支えもあり，しばらくは順調に勤務していたが，欠勤が続き始めた。そんなときに八百屋の女将から次のような言葉がかけられた[34]。

　　ここでやれなきゃどこでもやれないよ。
　　元気になったら戻っておいで。

　地元の温かさが伝わり，またAさんは働き始めるようになった。2年間，続けることができ，勤務時間も延長できるようになった。その様子を見守っていた地域の方からも保健師に次のような報告があった。

八百屋のご主人とは昔から知り合いだったけど，
Ａさんが成長して良くなったってほめていたわよ。

　保健師をはじめ，保健医療従事者は勤務時間が終了したり，定年を迎えれば，その自治体からは離れる。しかし，地域に根付く価値・規範が障がいを分離しないものであれば，誰をも受け入れる物理的・人的環境が柔軟に整っていくと思われる。

（3）人生の歩み
　マクロレベル，メゾレベルの文化の中で人々は人生を歩み，その過程でミクロレベルの価値観・規範が形成される。
　どのような経験をし，それをどのように自分の中で捉えているか，個人の価値規範と生活の営み方に影響する[35]。障がい種別，障がいを負った時期，支援環境等によっても異なるだろう。どのような経験をし，どのように捉えていても，ケア提供者は審判せずに，あるがままをまずは受け止めることが肝要である（丸谷）[36]。文化的ケアについては後述するが，以前の経験に限らず，本稿で示している文化の項目—移動，食事，コミュニケーションの様式等々—すべて良いも悪いも判定せず，まずは受け止めることから始める。

　例えば，ある男性は，腰椎ヘルニアに加え，糖尿病性の神経障害のため，歩行がつらくなっていた。現役時代は工事現場の監督をされており，立派なビルの竣工写真等も見せてくださった。その方は，「杖を突いている姿を昔の部下に見られたくない」と，杖を使わないことを選択し，自宅で筋力アップのトレーニングを始めた[35]。
　後日談として，1週間ほど試用していただいたところ，「こんなに楽ならもっと早く使えばよかった」と喜ばれていた。

　また，以下は「まばたきの詩人」といわれる水野源三さんの詩である[37]。

悲しみよ悲しみよ　本当にありがとう
お前が来なかったら　つよくなかったなら
私は今どうなったか
悲しみよ悲しみよ　お前が私を
この世にはない大きな喜びが
かわらない平安がある　主イエス様の
みもとにつれて来てくれたのだ

　この境地に至るまで，「死にたい」を繰り返されていたという。家族の愛，主治医の機転，障がいを持つ牧師との出会い等の人生の歩みがあり，障がいを負った経験を意味づけることができたのであろうか。紆余曲折を経て現在があること，人生の歩みを丸ごと誠意をもって受け止める姿勢が保健医療従事者には求められる。

（4）固有の存在としてのミクロレベルの価値観・規範

　マクロレベル，メゾレベルの文化が，文脈依存か否かにより差はあるが，固有の存在として障がい者は人生を歩み，その中で形成された価値観・規範により，支援の依頼・受け入れ・セルフアドボカシーの有無が決定され，生活行動として具現化され，他者に見える形となる。

　それでは，固有の存在とは，いかなるものだろうか。ここで Hahn の図を元に固有の存在としての障がい者を述べる。

①障がいを持つ人は文化的に固有の存在である（Hahn の図の a）

　障がいの有無にかかわらず，私たちは所属する各々の文化の影響を有するとともに固有の存在でもある。日本文化の中で生きていれば，自宅に入る際に靴を脱ぐ，米食が主流で箸で食事をとる等は共通点があろう。また，日本人，関東圏での生活者，戦前生まれの男性等のくくりでは，比較的共通する文化に属するかもしれないが，皆が皆同じではなく，固有の人生を歩む存在である。

　障がい者の文化は前述のように[2]，障がい者全体をさすこともあれば，障がいの種別ごとの文化もあるが，上位の（幅広い）文化に所属する。私の父は認知症だったが，家に上がる（「あがる」という表現も日本独特かもしれない）時には，靴を脱いでいたし，食事の際は，箸で茶碗によそられたご飯を食べていた。日本文化という大きな文化の中で，認知症という世界を生きていた。しかし，認知症に共通する世界にいながらも，固有の人生を歩んできた存在でもある。障がい者文化というくくりの中でも，一人として同じ人はいない。

②生活の大部分にかなり制限をもたらす身体的，精神的障がいを持つ（Hahn の図の a）

　健常者を中心に「障がい者」という言葉が生まれたとするなら，世界の大多数を占める健常者に暮らしやすいように世界は設計されがちだった。障がい者を擁護しているつもりで，種々の「健常者中心の支援」がなされてきたように見える。包摂や養護を試みていたつもりでも，はからずも障がい者を排除・隔離，パワーレスにしてしまっていた部分も否めない[38]。例えば，筆者の知人の障がい者が入所しているグループホームは，専門的な教育を受けたスタッフや心優しいボランティアと共に生活し，穏やかに日々を過ごしているように見える。しかし，ちょっと会いたいと思った時にいけるところにはない。市境の交通不便地に建てられており，高齢の両親の住む実家に帰るときは，施設のバスで送迎してもらう。税金を納入し，善意の寄付も捧げられているが，障がい者を擁護するつもりで地域から排除している面も感じる。包摂と排除は表裏一体で注意を要する。いつの日か，真のバリアフリーになったときに，「制限」はなくなると思われるが，現時点では，保健医療従事者は制限を十分にアセスメントする責務がある。

③生物学的差異（Hahn の図の b）

　Hahn は「ある種の疾病の遺伝的体質，二次的な障がい，治療への反応の変動」を加筆している。

正直なところ，最初にこの分類を目にしたときは，若干違和感を覚えた。筆者は前述のように，文化を「価値・規範と具現としての行動様式」の範囲で定義していた。筆者の研究は，日本人を対象とした研究であったため，その研究の範囲では妥当であった。しかし，その後，地中海沿岸地域での研究でサラセミアの患者と接したり，日本の外国人介護職の健康支援に関わるなかで，遺伝や代謝等の違いを実感している。人種民族特有の体質も文化の一要素として捉えることに納得する。また，筆者はタルコットパーソンズも引用することが多いのだが，パーソンズも文化システムや社会システムの具体的な行為の有機体としての人間を下位においている。文化の具現としての身体生物を掲げることも納得できた。生物学的差異を眼中に入れなかった筆者に，文化的ケアは，自己の省察を促してくれた。文化的ケアを追究することは飽きない側面である。

この項目は保健医療従事者として，厳密にアセスメントすべき事柄である。さらに，発症期（受傷直後）なのか，進行中なのか，固定しているのか，今後の予測は，等々把握し，先を見据えて支援することが求められる。

特に，身体生物学的特徴のために二次的障がいを経験していないか予防し，アセスメントすることが必要である。前項の「制限」とも併せて二次的障がいが将来はこの要素から外れることを期待する。

人間としての成長発達，発達の移行期，障がいが発症し進行しているか移行期かという面も理解が必要である。人間としての成長発達であれば，発達を支えるような関わりが求められよう。障がいの移行期であれば，先を見据えて当事者が望む生活が継続できるように関わることが求められよう。いずれにしても，目の前にいる人は，以前の経験を背負い，将来に向かって変化していく存在である。

（5）支援の依頼・受け入れ，セルフアドボカシー

固有の存在としてのミクロレベルの価値・規範の具現としての「支援の依頼・受け入れ，セルフアドボカシー，生活行動の様式」は，Hahn の図の「c.環境の制御」に位置づくと思われる。環境の管理・統制というのも聞きなれず，初めて目にしたときは，西洋的な「環境とは支配するものだ」という考えかと思った。しかし，自分がいかに環境—物理的，人的，情報等—へ働きかけることができるか，人生の主人公たりうるか，という意味であれば納得できるので，Hahn の「c.環境の制御」を参照しつつミクロレベルについて述べたい。

①支援の依頼・受け入れ

我々は支援なくして生きてはいけない。孤立しているように見える人でも，何らかの形で間接的にネットワークがあり，支援を受けている。どんなニーズがあり対象者が，いつ，どのような支援を必要としており，それが依頼できるのか，対象者は支援を受け入れることができるのか理解する必要がある。以下は，筋ジストロフィーの友幸君の中学校生活の一場面である。

友幸は両手両足を使って（階段を）登っていた。降りるときはおしりでどすんどすんと降りていた。学校でも同じようにしていた。友幸が移動する

ときは，必ずクラスの日直が友幸の側についていてくれた。急ぐときは担任がおぶっていた。

　友幸君は，階段を降りる際に支援を拒否したり，支援を頼めなかったわけではない。自分なりの様式で移動することが一番自分の生活にはなじむのであろう。それは，必要な時に支援を依頼できたり，支援を受け入れたりできる気持ちと関係を持っていた。支援を依頼したり受け入れたりすることへの気持ちの上の障壁も解消していくことが必要だろう[39]。

　また，支援は依頼したり受け入れたりして，いわば二人三脚で進んでいく，いわゆる協働の要素もある。支援者との協働は，互いに喜びを感じたり，学びあい，育ちあう関係ともいえる。時に支援者は動物であり，下記は，介助犬との協働といえる。

　介助動作が犬にとって楽しい動作となり，障害者であるハンドラーにほめられることが犬自身の喜びとなったとき，はじめて絆が結ばれる[40]。

　協働はまた，支援者と共に乗り切る力，と言い換えてもよいだろう。障がいを持つ方は明るく，ユーモアで乗り切る方が多い。開き直りとも，困難を茶化すということとも異なる，腹の座った明るさである。「閉じ込められた僕」の著者，藤元健二さんもユーモアで乗り越えておられた[41]。

　ヘルパーさんに入浴剤の準備をしてもらっているときだった。
「着替え，これでいいですか？」
と聞かれたのだが，首をそちらに動かせなかったので，
「下着，何色？」
と聞いてみた。すると真顔で
「私ですか？」
と言われ，噴き出した。
いくら若くて可愛らしい女性とはいえ，あなたの下着が黒だろうが紫だろうがベージュだろうが，俺には興味ない。
もう少しでセクハラの冤罪をかぶるところだった。冷や汗。

　誰もが，ユーモアをもって支援者と協働できるわけではなかろう。障がいを持ちながらの生活に馴染んできた時期，障がい程度の変化によって，協働の方法や頻度も変化するだろう。

　若干，話がそれるが，コルカバは看護のアウトカムとしての安楽（コンフォート）を分析した。安楽は人間の基本的な欲求であり，看護の基本原則として，安全・自立とともに重視される要素であるが，安全以上に広く多面的な意味が含まれている。つまり「緩和，安心，超越に対するニードが，経験の4つのコンテクスト（身体的，サイコスピリット的，社会的，環境的）において満たされることにより，自分が強化されているという即時的な経験である」と定義し

ている。下記の 12 のセルに分類している[42]。

	緩和	安心	超越
身体的			
サイコスピリット的			
環境的			
社会文化的			

緩和 relief：具体的な安楽のニードが満たされた状態
安心 ease：平静もしくは満足した状態
超越 transcendence：個人が問題や苦痛を克服した状態

　障がいの種別により，また環境により，満たされていないニードが部分的にあったとしても，サイコスピリット（精神・霊的）は乗り切る力がみなぎっている方もおられる。
　しかし，その力も，身体や環境の状況により，行きつ戻りつであろう。筆者は障がい者の手記などを拝読して感動することも多いが，障がい者を美談で縛ってはならないと自分に言い聞かせている。

②相互依存（Hahn の図の c にみられる）
　支援は，お互い様的な面もある。熊谷によると，自立とは依存先を増やすこと，といわれる。障がいの有無にかかわらず，我々は依存し合っている。必要な時に依存先，支援を求める相手があるか，また，支援を求めること，受け入れることをどのように感じているだろうか。フィリピンに災害の調査に出向いた際，このように問われた。「なぜ日本人は『助けてください』といわないのか。私たちは困っているときは，大声で周りに助けてという。すると周りの人が助けてくれる」。国民性というのだろうか，フィリピンの方々は，喜怒哀楽がはっきりしている。日本人は比較的感情表現を抑えがちで，被災時も困りごとを表現せず，じっと耐えている方が多いと聞く。被災者の中にも過剰に要求する方も見受けるが，概して耐えてしまい，心身の調子を崩される方もいた。
　支援を要する事柄は，障がい種別により異なるであろう。視覚，聴覚，四肢等，多様な機能を依存し，支援の程度も多様であろう。「こんな夜更けにバナナかよ」にあったように，手伝ってください，助けてくださいと，躊躇せず言い合える文化を醸成したい。

③統制の所在（ローカスオブコントロール）（Hahn の図の c）
　行動や評価の原因を自己や他人のどこに求めるかという Rotter（1966）が提唱した教育心理学の概念である。評価をもたらされる出来事が発生したときに，その評価をうける原因を自己の能力や努力に帰属させることを内的帰属（内的統制），運や環境や他人の作為に帰属させることを外的帰属（外的統制）という。この概念は正直なところ，非常に難しく，二分することができず混在しているようにも思える。今は，どの心理なのか，受け入れつつ柔軟に接することが肝要だろう。

④セルフアドボカシー（Hahn の図の c）

　権利擁護の活動を当事者自ら行うことを意味する。アドボカシーはヘルスプロモーションの5つのプロセスの最初に位置づく。障がい者は代弁されるのみならず，自身でアドボケイトする力をお持ちである。車いすの国会議員をはじめ，その力と情熱は筆者の比ではない。ある意味，筆者は多数派向けに設計された社会に甘んじていることを否めない。

　障がい者は日々の暮らしの中で，小さなアドボケイトを繰り返しておられる。

　　こけしの絵付けでの友幸君は，私がその場所に行ったときにはぷんぷん怒っていました。「難しいから，車いすに座って見てろと言われた。僕もやりたい。みんなと一緒に僕もやりたい！」と。低いテーブルのところに道具を用意してやって，友達をそこに呼んであげたら，途端に上機嫌になりました[43]。

　また，障がい者は機知に富んでいると思わされる。機知は，困難な状況に対処することができる特質ともいわれる。これも筆者の比ではない。後述するように，文化的ケアには他の文化へ敬意を表することを求められるが，障がい者の文化の要素としての「機知」には，心から敬意を表する。

（6）生活行動の様式

　マクロレベル，メゾレベルと相互作用しながら形成されている価値・規範の具現である。人々が個人としては，何に価値を置き，何を望み求めているのか，その具現としての生活行動は何か。家族・介護者・仲間は何に価値を置き，それが個人にどのように影響しているのか。初めに保健医療従事者の理想とする生活や心身の状態があるのではなく，人々の望む生活があるのである。

①安全な環境の維持

　自分で安全面を整える方，安全の配慮を依頼する方，等，自分なりに整えている方が多い。視力低下と歩行困難な高齢者を訪問した際に，家具をうまく配置して，手すりがなくても屋内であれば不自由なく移動されていた。また，その方は障がいを持つ前は工事現場を監督されており，視力低下を補うためにトラテープ（工事現場などで立ち入り禁止を示す黄色と黒のテープ）を，家具の角などに貼り，ぶつからないよう工夫されていた。

　当然のことながら，安全も物理的環境や情報へのアクセシビリティと関連する。安全を整えるための情報入手が十分かも見極める必要がある。

　住居の健康も重要である。「木と紙でできた家」と比喩される日本の家屋，アジア山岳地方の石造りの家等々，その地域の風土と資源を活用した住居である。好みの住まい方があるといわれ，京都の町屋の良いところは「夏暑く冬寒い」点だという。専門家から見て，大丈夫かと思うような古い農家の屋敷でも，いざって移動されて上手に暮らしている方もいる。

　また，障がい者の行動様式に即した災害時の安全な避難，復旧の支援も重要

である。壺内[44]は，東日本大震災時における，福島県浪江町の視覚障がい者の震災・原発避難の様子を記している。

・震災後，500 m ほどの浪江小学校へ白杖で人にぶつかりながら避難
・体育館だとわからず，入れないでいると人が助けてくれた。
　体育館の中での場所取りができず，残っている場所をやっと確保
・トイレに苦労（順番が来ても開いている場所がわからない，段差がある，
　便器の形がわからない，レバーの位置もわからない）
・移動のたびに人を踏んでしまうので，出入り口近くに居所を移動
・情報が全く入らず（県の点字広報誌を読んでいたが，引越しを繰り返す
　のでやめた）
・（仮設住宅）出入り口に段差，敷地内は砂利敷→白杖が使いにくく，歩
　きにくい，棟の番号がわからない，自分の家を探すのが困難

　平常時から障がい者の行動様式を，その様式をとる理由まで含めて理解することが必要である。理由まで含めることで，「自己充足より自己決定，自立より相互依存，機能分化より人的つながり，身体の自主性より人間社会に価値を置く」[45]という，障がい者が真に安心感を覚える災害支援となりうる。

②意思疎通
　障がい種別ごとに種々の様式があることはご存知と思う。手話はかなり広まり，文化として語学科目に取り入れている大学もある。点字や音声ナビゲーションなどの支援機器も障がいの有無にかかわらず助かることがある。また，文字盤でまばたきでのコミュニケーションで詩を遺された方もいる。その人なりの意思疎通の様式を理解し，より意思疎通が図れるよう共に機知を働かせることが大切と思う。文化的ケアでは，必要時通訳者を用いることを勧めている。手話通訳，音声サポート，親しい方の協力などを駆使して，最大限の意思疎通ができるようにする努力が必要だろう。
　様式と共に，表現の程度も理解する必要がある。表現豊かなのか内に秘めるのか，親しい人との意思疎通と専門家への対応と異なるのか，マクロレベルの価値・規範に影響されることも多いだろう。「がまんは美徳」は古いだろうが，遠慮せずに表現できる関係を気づくとともに，表情の変化など非言語的なコミュニケーションや，会話の中の間の取り方等から理解する技術も必要である。

③呼吸
　人工呼吸器で管理する方もいれば，在宅酸素療法の方もいらっしゃると思う。筆者の叔父は，酸素ボンベを引っ張りながら湘南でヨットを繰っていた。呼吸器と上手に付き合っていらっしゃる方も多い。
　三日月泰地君の絵本「とうちゃん!! なんで　たいち　これつけてるん？」には，カニューレを付けた泰地君の疑問から始まり，父親の佑樹さんはこう答える[46]。

「とうちゃんは，めがねつけてるやろ。（略）たいちのカニューレは　とうちゃんのめがねといっしょでな，たいちのいきがよくできるように　つけてるんやで。」
…その後，症状や成長すれば外せる可能性があることをやさしく解説する。
「たいちのいきするみちがせいちょうするまで　カニューレつけてがんばる‼‼　とうちゃんもめがねつけてるしなー‼」

逆に呼吸器をつけないことを選ぶ方もいる[47]。

このころの父は，死への恐怖からなのか，葛藤しつつもまだ，自分自身の心との対話ができていないようでした。…わずかに残った右手の握力ももう限界だと思ったのか，自分で字が書けるうちに自分の意思をはっきり残しておきたいと，以下のように書き記しました。
「私の病気は治療法の確立もできない難病であり進行性であります。人はこの世に生まれてきた以上，年を重ねて死んでいく。あたりまえのことである。私も死については心の準備はできています。どうなっても呼吸器はつけないでください。」

どのような様式であっても尊重し，その人らしい生命の保ち方を支えたい。蛇足だが，筆者の夢のひとつは「埋め込み型，排痰作用つき，人工呼吸器」の開発である。これは「障がいの排除」に近い考えだとおしかりを受けるかもしれないが，工学の進歩は生命倫理を変えるだろう。

④飲食
　食文化という言葉があるだけに文化としてとらえやすい。ややステレオタイプだが，メニューは日本の障がい者だと，米食，煮物，カレー，季節の寿司等々，地域によっては漬物や果物などが豊富かもしれない。調理方法は，刻み食，とろみ，リキッド等で，食べ方も箸，手，胃ろう等の様式であろう。
　異文化アセスメントモデルの図解にもあるように，文化的ケアでは，ある文化の保健行動が，効果的か，中立的か，不確実をアセスメントする。在宅では医療者中心ではなく，自分らしい飲食を楽しむことができる。ある老人保健施設の看護師長が系列訪問看護ステーションに配置転換になり，100歳の高齢者宅に訪問した際に驚いたという（障害者手帳はお持ちではない）。自歯ゼロの高齢者が，おこわをおいしそうに食べていたという。老人保健施設だったら「嚥下機能が低下して云々…」という，医療者の基準で行ったアセスメントのもとに，とろみ食を介助してもらうことが通常のパターンだそうだ。その方の様式を尊重しつつ，嚥下機能等のアセスメント能力も必要と思われる。
　さらに荒金らは食文化の美しさを尊重し，京懐石を介護食に融合した取り組みを紹介している[48]。

経口摂取には栄養素の摂取や咀嚼機能の維持，改善といった医学的な機能だけではなく，欲求の充足や生活の彩を与え，コミュニケーション手段と

して社会参画を促すなどの人工栄養とは異なる文化的，社会的な側面も持ち，多くの人々による幅広い取り組みが必要とされる。

⑤排泄

こちらも文化として考えやすい。国際的に考えても洋式・和式・イスラムの様式，縄で拭う様式等，各文化の様式があり優劣はない（好みはあると思う）。カテーテル，パッチ等，各自の様式があり，上手にケアされている方が多い。在宅療養中の家庭でよく目にしたのはインスタントコーヒーのビンに水道水を入れて（なぜかインスタントコーヒーのビンが多かった），自己導尿のカテーテルを保管していた。特段感染も起こさず上手に管理されていた。逆に消毒液につければ万全という慢心が病院の看護者にはあったように思え，文化的ケアには自己の省察を促す面白味がある。一方，アクセシビリティにも関連するが，外出時や災害時など，当事者がセルフケアをするうえで感じている制限を医療福祉のみならず商業・街づくり関係者とも共有し，環境整備に反映していくことも重要である。

⑥清潔の保持と着衣

清潔の様式も文化それぞれである。比較的，日本人は夜湯船につかり，欧米は朝シャワーを浴び（毎日ではないらしい），北欧はサウナが自宅にある。日本人は災害時や南極観測時に大きな湯船を提供している。湯船にゆったりつかることは，身体の清潔のみならず心も元気にしてくれる。障がいの状況に応じて，入浴・シャワー，介助を求めるかなど，清潔の様式が異なり，自室，浴室，デイケアの浴室等場もその人なりである。

ある終末期の女性は，終戦直後からバブル崩壊後まで銭湯を営み，日本の経済成長を陰で支えてきたという自負をお持ちだった。終末期で心肺機能も不安定なため，主治医からは入浴の許可はなかった。ご本人の「風呂屋の女将がふろにも入らずに死んでいくのか」という言葉に医療福祉関係者が団結し，家族や主治医の了解を取り付けて，訪問入浴サービスを導入した。銭湯には行けなかったが，ご本人の様式を最大限取り入れた清潔保持を試みたことで，ご本人はゆったり湯船につかり，極楽だとおっしゃっていた[49]。余談だが，この話をイランと韓国で講演した際に「命がけで風呂に入りたいか」と尋ねると「風呂に入りたいとは思わないが，患者の希望を叶えるという点では同意する」という反応だった。

着衣も文化として想像しやすい。着易さと好みなどを考慮されて自分らしい衣生活を楽しまれている。衣生活は活力をくれたり安らぎを与えてくれる。ニュージーランドで災害の調査をした際に，老練の看護師がこのように語った。「施設が停電・断水し，認知症の高齢者を真夜中にホテルに移送した。皆落ち着かないので，寝間着に着替えたところ休んでくれた」とのことだった。

着替えもその人なりの様式がある。以下は着替えを含む日常生活を介助犬が介助している内容である[40]。

介助犬の仕事は対象となる障碍者によって異なってくる。…実際にシンシ

ア（介助犬：筆者加筆）が私との生活で何を介助しているのかを以下に挙げてみる。

(1) 落下物の拾い上げ（鞄，ペン，装具，フロッピーディスク，かん，ペットボトル，導尿用のカテーテル，リモコン，お金など）

(2) 指示したものを持ってくる（携帯電話，電話の子機，リモコン，新聞，鞄，冷蔵庫の中のジュース，陳列棚の商品など）

(3) 衣類を脱がせる（靴，靴下，ジャンパーのそでを引っ張る）

(4) ドアの開閉（ドアについたひもを加えて引っ張る）

(5) スイッチボタンの操作（エレベーターのボタン，電気のスイッチなど）

(6) 高速道路や駐車場の自動発券機のチケットを取る

(7) 車いすの後ろを押す

⑦体温調節

　障がい種別によっては難しいところがあろう。衣類，室温，氷枕・湯たんぽ，薬剤等を，自分で調整する様式もあれば，他者に依頼する様式もあろう。レイノー症状に対処するためにミニホカロンを駆使していらっしゃる方もいる。筆者の実母は障がい者ではないが，金属湯たんぽを愛用している。「電気では温まらない」ということで，科学的な数字と当事者の感じ方は異なるようだ。

⑧移動

　アクセシビリティにも関連するが，家庭内，外出時の移動の様式も障がい種別によっても異なる。いざって移動することが自然な方もいる。しかし，その様式を尊重せずに健常者の様式に合わせようと善意の行為が，かえって自尊心の低下につながることもある。白杖を上手に駆使される方も，視力を失った当初は「白杖をついて外出するくらいなら死んだほうがまし」と思っておられたそうだ。その人なりの様式が真に尊重される日が来れば，いざりでの移動，杖歩行で自尊心を失うことはなくなるだろう。

　介助犬との買い物などの様式は，かなり受け入れられているようである[50]。

　…買い物客にとって障碍者が介助犬同伴で買い物をしている風景は日常のごく自然なシーンとして通り過ぎていくのかもしれない。…「障碍者だの介助犬だのと周囲が意識すること自体，違和感がある。障碍者が自分のライフスタイルに従って，介助犬を使用しているというだけだ」。

⑨労働と休息

　障がいの社会モデルが目指す方向性を示したオリバーは[51]，ある人が社会において「障害者」とみなされる根底には，社会の「生産活動」様式と深い関係があり，産業革命以後の労働市場に適合しない人が障害者として，労働市場から排除されたとして，支援の必要性を述べている。看護においては，労働は基本的ニードとして支援の対象となっている。労働の目的は，生活費を得るのみでなく，成人期の者にとっては自己実現の意味もある。自営業，企業，公務員，就労支援施設等，様々な職種や就業の場があると思う。しかし，隔離されたり

あらかじめ制限された職種ではなく，選択できるように環境を整えることも重要と思われる。

　　作業所は地域から浮いてしまったら活動はできない…外仕事を多く取り入れ，地域のみかん畑の草取りを行った。やがて地域のボランティアが参加するようになり，さらに公園の清掃へと広がっていった[52]。

　労働という生活を共にすることで，障がい者を理解することに近づき，当事者が望む支援がどういうものか身に付くと思われる。

　休息は活力を維持・再生するために不可欠である。休息の仕方も何気なく文化の影響を受けている。筆者が看護学生だった頃，昭和の時代に建てられた保健所に「休憩室」という擦れた畳の敷かれた部屋があった。職員の方は，昼はそこでお弁当を食べたり，くつろいでおられた。実は，平成の時代に建てられた近代的な研究施設にも，休憩室には畳が敷かれており，畳は日本人が心身ともに休める素材なのかもしれない。また，休日の過ごし方も文化により差がある。日本は盆と正月，キリスト教社会ではクリスマスやイースター休暇と時期も異なる。休暇の過ごし方も，国により，地域により異なるだろう。障がい者の方の休息の取り方も上位の文化の影響を受けているが様々だろう。趣味に没頭したり，運動を楽しむ人もいるだろう。アクセシビリティとも関連するが，好みの休日の過ごし方ができることで労働への活力が養われる。

⑩学習
　学習し成長していくことは人間の基本的なニードである。学習の仕方も上位の文化により差がある。米国の大学では，いわゆるソクラテス型で教員と学生の間で活発な意見交換が見られた。日本もアクションラーニング等が導入されてきたが，まだ孔子型という「教員が話し，学習者は無言で聞く」という様式が多い。
　日本での障がい者の学習を考えると，教科書等の様式，通級・特別支援学校・自宅等の学習の場も障がい種別により特徴がある。学習に制限がないか，必要なこと学びたいことが見つけられるか，健常者同様の目配りが必要である。
　また，障がい種別の同じ障がい児・者同士が学ぶことでピアな支援関係が持てると思うが，反面，健常者との接点を保てるような配慮も必要である。米国の小学校では同じ校舎内に肢体不自由児や知的障がい児の教室があり，地下にはリハビリテーションのプールがあり，健常児と障がい児が同一校舎で交流できていた。裕福な家庭の子が通っていたわけではなく，朝食が摂れない児のために朝食を準備するなどの配慮もなされていた。日本では障がいを近隣の人に知られたくない，という歴史があったためか，障がい者の学習は，健常児と切り離されている印象がある。日米の障がい者教育をみることで障がいへの考えのみならず，教育に対する人々の価値観の違いも目の当たりにした。

　近所にある小学校の特別学級に入るか，特別支援学級に行くかです。パパ

とどちらにするか話していたころ，近所の小学校の教頭先生に会う機会があり，夫婦でお話を聴きに行きました[23]。

（学級会で）坂田君がいる，今のクラスについてずいぶん意見が出ました。…女子から，「坂田君の手伝いをすると，男子が，お前坂田が好きなんだろう，という」という意見が出ました。…「これから坂田君の手伝いをしているときは，男子はからかわないという意見にまとまりました[53]。

　生涯学習の場はどうであろうか。この場では，支援関係は逆転する。筆者は20代のころに手話サークルに通った。ろう者の方が，指導者として教えてくださった。呑み込みの悪い筆者に気を使ってくださって，筆談やジェスチャーを交えて根気よく教えてくださった。
　また，芸術に関しては障がい者の感性には敬服する方も多いだろう。保健医療従事者が，障がい者の方が生み出す芸術作品にケアされたことはないだろうか。音楽，詩，絵画，映画等々，精神的あるいは霊的（アイデンティティと解釈できるかもしれない）なニードを抱えているときに，障がい者の方の芸術は私たちをケアし，次へのステップへと背中を押してくれた。この場を借りてお礼を述べたいくらいである。

⑪性的特徴の表出
　これも文化として想像しやすいだろう。上位の文化として，セクシャリティを誇張するか抑制するか，一夫一婦制か一夫多妻制か一妻多夫制か等があろう。
　特段，性として取り上げなくても，衣類を選択する際に「決めの衣装はスーツ」，化粧やマニキュアをすることがリハビリの一環で行われたりもしている。多系統硬化症の女性は，1m位ある長い髪を三つ編みにすることがアイデンティティにも関わっており，訪問看護・介護のスタッフは，喜んで三つ編みをしていた。「自分らしさ」の一環として表現できているか，制限はないか配慮は必要である。
　障がい者の性を考える場合，その地域や年代の性への価値規範に影響を受けつつも，障がい種別により性行動の特徴があろう。相手と自分を大切にする基本を踏まえつつ，制限がないかの配慮も必要である。

何もできなくなりつつあるとき，悩みと落胆でいっぱいの私に，転機が訪れました。それは妊娠でした。…そのとき，私は迷わず生むことを決めました。…神様がくれた贈り物だから[54]。

⑫睡眠
　睡眠の様式も文化を感じさせるだろう。寝具は布団かベッドか，部屋は親子同室か別室か等，上位の文化により異なるだろう。ある下肢に障がいを持つ方は，いざって室内を移動しておられ，布団で睡眠をとり，ちゃぶ台で食事をとっておられた。トイレや浴室の移動もいざったり，はっておられ，理学療法士も転倒の危険がないので，ベッドで睡眠をとることや，歩くためのリハビリも勧

めなかった。また，我々は無意識のうちに睡眠中に寝返りをしているが，自力でする方，介助する方，ベッドや寝具を工夫する方等，障がいの種別により寝返りの様式も異なるだろう。

⑬死

　これを生活行動の一項目としたことは重要である。全ての生き物は生命の終焉を迎える。そのことを生活から切り離さずに暮らすことで，豊かな人生を送ることができるだろう。死への価値観・規範，看取り，逝き方は文化により異なり，忌むべきもの，天へ上る喜ばしいもの等々，別れの寂しさは共通しても，解釈の仕方は多様である。障がい者が死をどのように受け止めているか，系統だった調査は見ないが，障がい種別や環境等により異なるだろう。「所属する文化の中での固有の存在」をしっかりと意識して関わる必要があると思われる。

　障がいの有無にかかわらず，我々が生活できる時間は有限である。障がい種別によっては，それが厳しい場合もあるだろう。予測されているのか，そのことをどのように捉えているのか，理解することが求められよう。

　　君が過ごした 1 年と 11 か月の下貝塚中学校での生活。その中で君は，私
　　達に，限られた命を，精一杯生きぬくことの大切さを，身をもって教えて
　　くれました[53]。

【2 節のまとめ】

　障がい者を文化集団として捉える意義，具体的視点等を述べた。3 節では，障がい者の文化を尊重したケアについて述べる。

3. 障がい者の文化を尊重したケアとヘルスプロモーション

　前節で述べたように，障がい者を文化集団として捉えるならば，保健医療従事者は文化を尊重したケアを提供し，ヘルスプロモーションを推進することが求められる。欧米では，移民政策や先住民族との共生を図ってきた歴史から，cultural care，culturally competent care 等として，看護では対象の文化を尊重するように，基礎教育・現任教育で必習科目となっている。日本語では，文化に即したケア，文化に合致したケア等とも訳せると考える。

1　文化に即したケアの定義

（1）ケアとは

　そもそもケアとは何だろうか。世界中で引用されているであろう，ケアの王道ともいえるメイヤロフをはじめ，各種定義を引きたい。

・ひとりの人格をケアするとは，最も深い意味で，その人が成長すること，自己実現することをたすけることである。…私は他者を自分自身の延長と感じ考える。また，独立したものとして，成長する欲求を持っているものとして感じ考える。さらに私は，他者の発展が自分の幸福感と結びついていると感じつつ考える。そして，私自身が他者の成長のために必要とされていることを感じとる。私は他者の成長が持つ方向に導かれて，肯定的に，そして他者の必要に応じて専心的に応答する（メイヤロフ）[1]。

・人間の条件もしくは生活様式を改善したり高めようとする明白なニードあるいは予測されるニードを持つ個人に対して行われる援助的行動，指示的行動，あるいは能力を与えうるような行動に関わる抽象的・具体的現象を意味する（レイニンガー）[2]。

・ケアと愛は，最も普遍的・神秘的かつ膨大な規模の宇宙の力である。
　ケアと愛は，見過ごされることがあるが，人間らしさの存続に不可欠である。これらのニードを充足することによって人間性の維持・回復を実現することができる。
　ケアの哲学と信念を看護の実践場面で生かすことによって，人間発達の文化に影響を与え，また社会に貢献することができる。
　自分自身をケアし尊重することによって，相手のことを心からケアし気遣うことができる。
　看護は人々の健康―不健康という現象に絶えず関心をはらい，常にヒューマンケアというスタンスをとってきている（ワトソン）[3]。

・従来，身体的な世話を言い表す用語として主に使われてきた。身体的な世話により対象者との相互作用が促進されたり，対象者の心身が安楽になったりすることから，「療養上の世話」もしくは「生活の支援」としてのケアに看護の独自性を見出そうとしてきた歴史も長く，看護職にとって重要なキーワードである。また，医療の中では，キュアに対して看護の特徴を際立たせるために，キュア対ケアという構図で用いられる場合もある（日

本看護協会 看護にかかわる主要な用語の解説）。

　ケアと関連する用語にケアリングがある。看護では下記のように使い分けられている。

・人間の条件もしくは生活様式を改善したり高めようとする，あるいは死に対処しようとする明白なニードあるいは予測されるニードを持つ個人あるいは集団を援助したり，指示したり，あるいは能力を与えたりすることを目指す行為及び活動を意味する（レイニンガー）[2]。

・ケアリングは，看護の本質であり実践の場面においては扇の要のような位置にある。
　ヒューマンケアリングは，人と人との「間主観的」なかかわりによって磨かれ実践に生かされる（ワトソン）[3]。

・1. 対象者との相互的な関係性，関わり合い，2. 対象者の尊厳を守り大切にしようとする看護職の理想，理念，倫理的態度，3. 気づかいや配慮，が看護職の援助行動に示され，対象者に伝わり，それが対象者にとって何らかの意味（安らかさ，癒し，内省の促し，成長発達，危険の回避，健康状態の改善等）をもつという意味合いを含む。また，ケアされる人とケアする人の双方の人間的成長をもたらすことが強調されている用語である（日本看護協会 看護にかかわる主要な用語の解説）。

（2）海外における文化に即したケアの定義

　前述のように欧米では，文化に即したケアが教育に取り入れられている。以下に定義をいくつか挙げる。

保健医療の専門家が，ケアの受け手へ過度の影響を与えることなく，自己の経験，感覚，思考，環境を自覚することで発展する行為。クライアントの文化に合致した様式でケアを適応させる能力。この意味で，文化的能力は気づく過程であり直線的と見る必要はない[4]。

ケアの対象に示される気づき，知識，技術，相互行為，感性の持続的な過程である。クライアントと専門家の満足度，及び罹患率や死亡率などの成果をもたらす介入を可能にするために，技術，実践，態度を探求しつづけることを求められる[5]。

個人，組織，保健医療機関が，ケアの受け手の文化の継承，信念，態度，行動に関する知識を基盤に，有意味で有用なケア提供の方略を見出すことによるダイナミックで流動的で持続的な過程である。文化的能力により，民族的文化的集団に，健康格差を排除するだけでなく，適切なケアの技術を用いることを補助する[6]。

文化を考慮した看護ケアとは，有意義で有益で満足感を齎すようなヘルスケ

アまたは安寧のためのサービスを提供もしくは支持するために，個人，集団，組織の文化的価値観，信念，生活様式に合わせて行われる援助的かつ指示的で，能力を与えるような行為または意思決定を意味する[7]。

これらの定義は移民や先住民族を主眼としているが，障がいを文化ととらえた場合にも適応できると考える。一方，次項以降に述べていくが，保健医療従事者自身も文化において固有の存在である。また，文化は内部者により育まれるといわれ，さらに，ケアの受け手は，一方的にケアを受けるのみでなく，ケアするものをケアする。以下のようにメイヤロフも述べている[1]。

相手が成長し，自己実現することをたすけることとしてのケアは，ひとつの過程であり，展開を内にはらみつつ人に関与するありかたであり，それはちょうど，相互信頼と，深まり質的に変わっている関係とを通して，時とともに友情が成熟していくのと同様に成長するものなのである。

友情が深い場合，そのケアは相互関係にあり，お互いが相手に対しケアをするのである。ケアは伝染する。私が相手をケアすることは，その人が私をケアすることの活性化をたすけるのである。同様に，自分に対する相手のケアが，その相手のために行うこちらのケアの活性化に役立っているし，相手のためにケアする自分を"強くする"のである。

保健医療従事者と対象者（障がい者）はケアを通じて相互作用し，互いに変容しているはずである。その変容はミクロレベルにとどまらず，メゾ・マクロレベルの文化をはぐくんでいく。

以下に2節で示した図を参考に，イメージ図を示す（保健医療従事者と障がい者は，マクロレベルで同一の文化に所属している場合が多いと思われる）。

次の図のように，障がい者と保健医療従事者，障がい者と取り巻く人々が相互作用する中で環境を整え，文化をはぐくんでいくことで，ヘルスプロモーションの5つの活動領域のうち，主として，支援環境の整備，地域活動の強化，個人スキルの開発の3領域に貢献すると考える。さらに，文化システムを「社会システムを内包するもの」としてとらえるならば（パーソンズ）[8]，保健政策の制定，医療の再設定に些少なりとも影響を及ぼすと考える。このように文化に即したケアをとらえて，本稿では障がい者の文化に即したケアを次のように定義する。

障がい者が，マクロ・メゾレベルの文化の中で人生を歩む過程で形成してきた価値観・信念・規範と行動様式を理解し，生活の文脈の中でニーズを満たす。
さらに，障がい者を通じてマクロ・メゾレベルの価値観・信念・規範と行動様式の変容を促す。

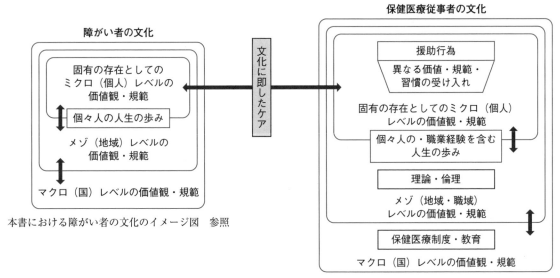

本書における障がい者の文化と保健医療従事者の文化のイメージ図

2　文化に即したケアの原則

　保健医療従事者が文化に即したケアを実践するために，原則や段階がある。まず，文化に即したケアには原則があるといわれている[9]。自文化の自覚，文化的感受性を磨く，クライアントの属する集団の文化をアセスメントする，他の文化を学ぶ間，尊重し忍耐する，文化の健康習慣を吟味する，の5つである。以下に説明する。

（1）自文化の自覚

　様々な文化人類学や，異文化ケアの文献ですでに周知されているが，自分の文化を形作る価値，信念，習慣を認識することが，文化に即したケアの第一歩である。そして，それは他者の文化とは異なることを自覚することが重要である。文化に即したケアでは，下記を意識するよう挙げられている。

```
・民族的背景の影響
・言語，非言語的コミュニケーションの様式
・価値と規範（期待されている習慣や行動）
・信念と習慣
```

　これを保健医療従事者の文化に当てはめると次のように考えられないだろうか。

```
・自身の成育した背景＋保健医療の教育背景の影響
・保健医療の用語，非言語的コミュニケーションの様式（暗黙の了解）
・保健医療の価値と規範（保健医療従事者として／私生活で期待されている
　習慣や行動）
```

・保健医療の信念と習慣

保健医療従事者の文化も様々と思われるが，障がい者を弱い存在としてみるか，保護・隔離する存在か，健常者の様式に近づけることを善とするか等，多様な価値観，規範があると思われる。また，保健医療の用語，非言語的コミュニケーションの様式は，障がいの有無に拘わらず，対象に理解可能だろうか。

文化は暗黙といわれており，意識しないと気付かないことが多い。自分の価値，信念，習慣を書き出すことで，自覚を促せるだろう。そのことは，第2章4節 p.60 で後述する。

（2）文化的感受性を磨く

文化的感受性とは，人々の健康と生活に影響している文化に根差した価値，信念，習慣を認識し，受容し尊重することである。

文化的感受性を磨く一つの方法として，保健医療従事者は人々の視座から物事を理解するよう努める必要がある。人々の眼を通じて世界を見るように努め，聴くこと，観察すること，徐々に他の文化を学ぶことにより，保健医療従事者は自文化中心主義を避けるステップを増やしていく。さもなければ，歪み偏見に満ちたままとなるだろう。

人々の眼を通じて世界を見るように努める方法には，自分の文化を記述すること，その世界に浸ること等，様々にあると思う。筆者の友人は，途上国へ支援に行った際に，人々が川で髪を洗っているのを見て，自分も川で髪を洗ったという。また，ある研修会に参加した時に，外国人介護職と共に働いている日本人介護職は次のように対応していた。

外国人介護職：…母国では高齢者をハグしたり，××すると安心してくれるのに，日本では嫌がられて辛いこともあった。
日本人介護職：あなたの国ではよくハグするよね。××って？（受容的な聞き方）
外国人介護職：ホッペをスリスリする（笑顔で答える）。
日本人介護職：へーっ！××ていうんだ（共感的な口調で）。

無理に合わせるのではなく，関心を持って接し，あるがまま受け止める姿勢も大切だろう。文化的感受性を高める方法は第2章4節 p.62 で後述する。

自文化中心主義・偏見等の文化的感受性を阻害するものについては後述するが，障がいに対して無意識のうちに固定した考えを持っていないか，内省し続ける必要がある。

（3）対象集団の文化をアセスメントする

人々の行為は，文化から学ばれた信念，価値，思考に基づいている。先入観を持ったり，対象の行動を審判するかわりに，まずその行為を導いた文化を学ぶべきといわれている[10]。

　一般的な保健医療の知識や技術は異文化にも適用できる部分もあるだろう。しかし，対象の文化に浸ることは，その集団内の個人の行為を形づくるパターン全体を理解するために必要である。

　保健医療従事者は対象のコミュニティの主要な人物や，その文化集団を観察したり，文献の情報を読むことから文化をアセスメントできる。

【6つの分類】　前項に示したものと類似しているが，文化の分類を示す[11]。これらの詳細な項目は p.13 に示した。

---

1. 民族人種的背景：対象の出身地はどこか。それは地位やアイデンティティにどのように影響しているか。
2. 言語とコミュニケーションパターン：好んで話される言語は何か。文化を基盤としたコミュニケーションパターンは何か。
3. 文化的価値と規範：対象の価値，信念，基準は何か。家族役割と機能，教育，子育て，仕事とレジャー，加齢，死と死に逝くこと，通過儀礼はどうか。
4. 生物文化的要素：ある状況や疾病になりやすくなる身体的遺伝的なものはあるか。
5. 宗教的信念と習慣：集団の信念は何で，身体的遺伝的なものは人生の出来事，役割，健康と病気にどのように影響しているか。
6. 保健信念と習慣：疾病の予防，原因，治療に関するその集団の信念と習慣は何か。

　Leander は，幅広い項目を詳細に情報収集しアセスメントすることは時間を要するので，最初は簡便な方法として，2段階アセスメントを提示している[12]。アセスメントは，支援を継続する中で深めていくことが現実的と思われる。以下の2段階のアセスメントは，看護職向けに示されているが，看護職以外の方が参考にできる部分と異なる部分を考察していただき，ご意見を頂戴したい。

【2段階アセスメント】
〈1段階：データコレクション〉
　①価値，信念，習慣のアセスメント（民族，宗教，意思決定のパターン）
　②問題に特化した文化のデータ収集（例：栄養や食生活に関する信念や習慣）
　③看護診断
　　看護介入に影響する文化の要素を決定する（子育ての信念と習慣，看護師がトイレットトレーニングや決まりを教えるのに影響しそうなこと）
〈2段階：データの組み立て〉
　①文化のデータを比較する：
　　・対象の文化の基準と比較（例：対象の食生活を対象の文化の規範と比べる）

> ・看護師の文化の基準と比較
> ・サービスを提供する施設の基準と比較
> ②上記の基準と合致しないものを決定する
> ③最大の合意に向けて一つかそれ以上のシステムの修正を探す
> 　（対象，看護師，施設）

　上記は民族のアセスメントを示したものであるが，障がいの有無にかかわらず次のような問いをかけることもできよう。

〈1段階：データコレクション〉
　　問：どんな問題や工夫等がされているか。何が障がい／障壁か。
〈2段階：データの組み立て〉
　　問：保健医療やコミュニティが受け入れうる基準との合意に向けて，障壁
　　　　となるものは何か。

（4）他の文化を学ぶ間，敬意を示し忍耐する

　対象の話を傾聴することは，対象への敬意を示すことにもなり，また対象の文化を学ぶこともできる。移民や先住民族に限らず，日本でも地域ごとに価値観や生活行動は異なるであろう。

　文化が異なる対象との関係で頻繁に聞かれる問題として，言語の違いによるコミュニケーションの制限がある。その場合，適切な通訳者を活用することが必要といわれている。障がい者においても点字，指点字，手話，文字盤等，様々なコミュニケーション方法があり，手話通訳や家族等のコミュニケーションに慣れた方の通訳を必要とすることもある。保健医療従事者は，その時点での自分の限界を知り，他の文化を学ぶ間はコミュニケーションの手助けを求めることも必要である。コミュニケーションの手助けを求める第一義的な理由は，ケアの質を保つためであるが，手助けを求めることで支援のネットワークが広がる場合もある。その後，保健医療従事者が文化を学んだ時には，自分自身が通訳となることができるだろう。

　文化を学ぶ姿勢の一つに「文化に対する謙虚さ（cultural humility）」がある。これは，文化は絶えず変化するので，異文化をステレオタイプ（後述）に決めつけないよう，持続的に内省や自己を評価し，異文化に対する自己の価値観や信念を見出し，世界と自己との関係性に気づいていくプロセスを言う。「文化に対する謙虚さ」の背景には「文化的能力（cultural competence）」という概念があった。「文化的能力」は，異文化を知り，対象の文化背景が，どのように態度や感情，信念などに影響を与えているのか，気づき，知識を得て，異文化に対応出来るスキルの獲得を目指すものだった。しかし文化は内部者によって育まれており，「文化に対する謙虚さ」のプロセスを踏むことで，互いの成長や発達，相互理解が進むと言われる。

　「文化に対する謙虚さ」は多角的な側面が含まれた学びのプロセスで3つのポイントがある[13]。

1. Lifelong learning & Critical self-reflection：生涯学び続け，自身を批判的に内省する

   人々の文化や経験を先入観を持たずに理解するために，自分の何かが阻んでいないか，自分の持つ価値観や偏見を内省することである。
2. Recognize & Challenge power imbalances：自身と人々の間に力や立場の違いがないかを認識し問い続ける

   医療従事者と患者，母語を話す人と第二言語を使って話す人等，力の差が存在し，偏よった印象を作り出していないか，相互のパワーバランスが平等なのか考え続ける。
3. Institutional accountability：社会構造に責任をもつ

   社会に差別偏見不平等がないか，自分が「特権（privilege）」を持っていないか見直し，対象の境遇を見る。

　障がいを文化と捉えた場合も「文化に対する謙虚さ cultural humility」は重視されるべきものである。そもそも，障がい者と日常的に出会う機会や共に生活する時間が，どの程度あるだろうか。学校，職場，レジャーや商業施設，公共交通機関など，障がい者と共に時間を過ごし，障がい者の立ち居振る舞いに日常的に，どれほど触れているだろうか。家族や友人・同僚に障がい者がいる場合は，日常的に無意識のうちに生活行動を理解していると思われるが，そうでない場合は理解は難しい。自分がどれほど理解できているか，内省が必要である。

　多数の障がいを持たない者の価値観・規範と生活行動を正解として，それに近づけるように障がい者の価値観・規範と生活行動を補ったり，修正したりすることを強要してはならないと考える。障がいを持たない者は，障がいを持つ人の生活行動が，独自に主体的に生み出されたものなのか，障がいを持たない者が生み出した社会構造の影響を受けて不本意に身に着けたものなのか，力や立場の差や社会構造を内省する必要があると思われる。

（5）文化に導かれた習慣の吟味

　これらの習慣は集団の健康を維持したり増進するか，危険か吟味する。ここで大切なことは，保健医療従事者の価値基準で一刀両断しないことである。

　健康に危害を加えたり健康増進に役立たないとしても民族としてのアイデンティティとなるかもしれない（Stanhope）[12]。

　障がい者についても同様にいえることはあるだろう。障がい者の行動様式が健常者と異なっていても，「やりにくそうに見える」としても，アイデンティティもしくは自分らしさを維持するために，その様式を尊重する姿勢が求められると考える。障がい者の活動家 Caitlin Wood は著書で次のように述べている。

"Crip is my culture and it's where I want to be….."[14]
（手足が不自由なことは私の文化で，私はそこにいたいのだ…。筆者訳）

そして，次項に示すが，障がい者の行動様式がその人らしい生活の維持につながるかどうかを障がい者と共に判断し，継続するか，多少の変更が必要か，まったく変更したほうが良いかを判断し共に取り組む。さらに，保健医療従事者には，健常者の文化との仲介役も求められる。

3　文化を尊重したケアの局面

保健医療従事者は，対象の健康を維持し，守り，回復するために，対象の知識と習慣と専門的な知識を統合する必要がある。レイニンガーは，文化を尊重したケアの3つの方法を示している。すなわち，文化ケアの保持もしくは維持，文化ケアの調整もしくは取り引き，文化ケアの再パターン化もしくは再構成である[15]。この3つを「文化の仲介」と共に用いることで全人的なケアをすることができるといわれている。以下に，各々説明する。

（1）文化ケアの保持もしくは維持

これは，特定の文化の対象が伝統的な価値を保持するように支援し，支持し，促進し，または権限を行使できるようなケアと意思決定のことで，それにより対象は，健康を維持し，守り，回復できる。Stanhopeは，アジアの鍼治療を例に挙げて，欧米でも法定の治療として認められていると述べている。その他，中国系の女性が手術後に家事援助が必要になった際，ホームヘルプサービス導入を考えたが，親せき一同が世話をしたいことを把握し，3名の親せきが交代で家事援助することをサービス計画に取り込んだ例を挙げている。

筆者は，後者の例を読んだときに「文化の保持の事例として提示するほど特徴的なことだろうか」と疑問に感じた。日本ならば退院後に在宅で生活援助が必要になった場合，「別居，同居の家族の援助はあるか」を情報収集するだろう。しかし，欧米では公的サービスを第一選択とすることが通常のようだ。筆者が2003年に，フィンランドに地域看護の調査に出向いた際，高齢者はほぼ全員が独居だった。「独居で心細くないのか」「近隣との交流はあるのか」と看護職に尋ねると「私たちが訪問しているから寂しくはない」との回答だった。親せきの援助をケアプランに組み込むことは欧米では目新しいことなのかと感じた。

障がい者の文化の場合はどうであろう。いざって室内を移動することが，本人が楽で，転倒の危険もないならば，それを保持することも一案であろう。また，ある精神障がい者が退院後に，同じく精神障がいを持つ兄弟と暮らすことになった際，ご飯は炊ける（日本的な発想だが），レトルトの惣菜を電子レンジで温めることはできる，ということを把握し，支援スタッフの間では「食生活は現状維持」となった。

（2）文化ケアの調整もしくは取り引き

特定の文化の対象が十分な保健医療の成果を得られるように，ケアを受け入れたり，保健医療職と交渉することを援助するように，支援し，支持し，促進し，または権限を行使できるようなケアと意思決定のことである。Stanhopeは，

胎盤を自宅に埋める習慣や，羊膜腔を乾燥させて補完する習慣を例に挙げ，助産師がそれを受け入れていると示している。

　障がい者の文化の場合を考える。先天的に左前腕が欠損している方がいた。長年の経験で日常生活はほとんど不自由なく過ごしておられた。しかし，日常生活でも業務をする際にも左手でものを抑える際に，体幹を左に傾けることが多く肩のこりを感じていた。義手をお持ちだったため，理学療法士が義手の便利な使い方を提案したところ，業務の時には義手を用いるようになり，肩の症状は軽くなった。蛇足だが，筆者は「健常者の行動様式に合わせるため」の義手というよりは，道具として義手を活用して，自分の行動様式に取り入れているような印象を受けた。

（3）文化ケアの再パターン化もしくは再構成

　これは，特定の文化の対象が，有意義で，満足し，有益な新しいまたは異なった保健医療の様式に向けて，文化的な習慣を変えたり修正するのを援助するように，支援し，支持し，促進し，または権限を行使できるようなケアと意思決定のことである。

　Stanhope は，ハーブティを例に挙げ，血圧のコントロールには有効だが，妊婦には問題があることを調べ，妊娠中にはそのハーブティを飲まないように交渉した。

　障がい者の文化の場合を考える。中途視覚障がい者が，食材の賞味期限の表示がわからないので，においと味で判断しているとのことだった。冷蔵庫を見せていただくと，カビの生えた甘酢漬けのショウガがあった。「ショウガは殺菌作用があるから必ず食べています」ということだった。ショウガだけを大量に食べるわけではないが，ほかの食品への影響や，本人が呼吸器系も弱かったため，食材の衛生状態の確認は定期的に行わせていただくことにした。

（4）文化の仲介

　これは，対象者に代わって，対象の文化と生物医学的な保健医療の文化との間で，アドボケイトし，とりなし，交渉し，介入することである。保健医療従事者は，対象と保健医療の文化の双方を理解したり，どちらかが相手の価値を理解していないときに起こる問題について学ぶ立場にあり，対象が医療に結び付きやすくする。

　Stanhope は，移民の労働者を例に挙げている。移民の労働者は教育も賃金も低く，働けなくなるほどに体調を崩してから受診することが多かった。保健医療従事者は，健康保持増進や環境衛生について移民労働者に教育するとともに，フォローアップやケアの紹介のために，移民保健サービスの部署に連絡をとることなどができる。

　障がい者の文化と保健医療の文化，あるいは健常者の文化についてはどうだろうか。視覚障がい，聴覚障がいをお持ちの方が，災害時に避難する際に，非常に困難を極めておられた。避難所での生活も，被災者は他者を気遣うほどの余裕もなかったであろう。教訓を生かし，誰もが安全・安心して避難生活がで

きるよう，アドボケイトする役割が保健医療従事者にはあると思われる。脅す わけではないが，平常時に視覚・聴覚・身体機能が健常な人々も被災と共に障 がいを負う可能性はある。我が事として障がい者の災害支援を共に考えるよう 仲介する役割があろう。

　なお，米国の The Institute for Community Inclusion は，障がい者の包摂を 推進している団体であるが，この Cultural brokering を推奨している。欧米で は障がい者を文化集団として理解し，多様な職種が仲介者としての役目を担っ ている。

4　文化に即したケアを阻害するもの

　文化に即したケアは重要であるが，無意識・意識的にそれを阻害するものが ある。ステレオタイプ，偏見・先入観・人種差別，自民族中心主義，文化の押 し付け，文化の葛藤・カルチャーショック等である[16]。下記に，各々説明する。

(1) ステレオタイプ

　型にはまった，または過度に単純化した概念，意見，イメージなどである。 ある個人に対して，個別性をアセスメントせずに，ある文化集団の信念や行動 様式に属するものとしてしまうことである。個人や特定の集団について心を開 いたり学ぶことを遮断してしまう。

　善意であっても「高齢者は手助けを必要とする」と捉えて，デイサービスな どに高齢者が来た際に，スタッフがスリッパを出し，靴をしまってあげること はどうだろうか。本当に援助が必要ならばすべきだろうが，かえって機能を奪 うことにならないだろうか。

　障がい者も同様であろう。ある頸髄損傷者は次のような経験をしている。

　「尿が出そうなときには（自分で）わかるのに，リハビリテーションセンター
　の医療専門職からは尿意や排尿感がないとみなされ，慣習化している膀胱
　ろう造設を勧められた」[17]。

　一律に「できない」「補うことが必要」ととらえるのではなく，障がいの種別， 障がいを経験してからの時間，生活行動のどの部分を，どのように支援を望ん でいるのか，ステレオタイプを避けマクロ・メゾ・ミクロレベルを関連付けて 理解することが求められる。

(2) 偏見・差別

　偏見は，ある集団に対する否定的な情報に偏った見解で，その集団に属する 個人にも向けられる。その集団に属する個人との接点が限られていたり，恐れ たり，情報不足や誤解により，差別的な行動を導く。たとえば，ある国の暴動 が頻繁に報道されていると「その国に行くと危ない」「その国の人は危険だ」 等の偏見を生じる。

　障がい者への偏見では，事件を起こしやすいという印象があるかもしれない。

平成29年における刑法犯の検挙人員のうち，精神障がい者等の比率は1.5%で（精神保健福祉白書編集委員会，2018），98.5%は精神障がい者等以外，つまり健常者といわれる人々が検挙されている。

　差別は，劣っているとみなされる人々への個人や組織の権限行使を通じて起こる偏見である。個人は，仕事・住宅・教育などの機会を奪われる。
　差別には3つの類型があるといわれる。すなわち，個人，組織，文化である。
　個人の差別は，肌の色，髪の質，顔貌などの特徴から個人や集団に向けられる差別的な態度や行為である。
　組織への差別は，政策，優先性，雇用，資源など，個人や集団が機会へのアクセスを制限されるような差別的な態度や行為である。
　文化の差別は優勢な集団から他の集団へ向けられた差別的な態度や行為である。その文化集団は軽蔑的でステレオタイプに表現される。
　障がい者を文化ととらえた場合，その文化への差別が無意識のうちに起こっているだろう。障がい者の中には，下記のような経験を持つ方もいる。

「障がい者って弱い，て決めつけられ」，公共交通機関で「コンセント貸してください，て言っても断られる」ことで，障がい者は「社会参加を絶たれてしまう」[17]。

「障がい者やけんいうて，そんな（ビアガーデンに行く）ことしたらいかんいうことない思とんですよね」と言いながらも，「体位変換」のような理由でないとヘルパーの派遣を「声高らかに言うわけにはいかん」[17]。

　我々は多くの場合，非意図的に偏見や差別と受け取られる態度や行為をしているのかもしれない。LockeとHardwayは偏見と差別を4分割して示している[18]。いずれの偏見や差別も対象を傷つけることに変わりはない。

《明白＋意図的》 自分の偏りや信念に気づいており，それをネガティブな方法でケアに組み込む	《暗黙＋意図的》 行為は目に見えないかかすかなものだが，意図的でかつ偏見や差別があると思われないようにふるまう
《明白＋非意図的》 行為は明らかに対象に有害だが，意図してはいない	《暗黙＋非意図的》 偏見や差別的な目に見えない行為でかつ意図的でない。ケア提供者は自分の行為に気づかない

次の記述は，上記のどこかに該当するだろう。

満員の車両に数席しかない「優先席」等ではなく，優先車両を設けるとか，ストレッチャーのままで楽に乗り降りできる広いドアをつけたり，自動昇降機などを一般化すれば…予想をはるかに超えた障がい者がまちに登場する…[19]。

問題として見えにくいのは，多数は社会が障がい者に対して無自覚に押し付けている規範／美意識が反映した生活様式です…めのみえる周囲のひとびとの視線を意識したくふうが，衣装のいろあいを意識したタンスの収納とか，化粧品えらびなどの生活文化として定着している…これらは，「非障がい者」なみ水準＝成人らしさを要求されたことによるコストといえます[19]。

（視覚障がい者は）漢字を理解しなければ多数は日本人のかきことばが理解しきれないと，漢点字など習得困難なシステムへとひきこむ圧力もあるようです…先天的な全盲で視覚的なモジという概念自体がりかいできないひとびとさえも，からめとっているようにおもいます[19]。

（3）自民族中心主義

自分の文化集団が，他の集団の行為を判断する基準を決定する。つまり，自分の基準は他の基準よりも優れている，というものである。

これは，「文化に対して盲目である」こととは対照的である。「文化に対して盲目である」ことは，自分の文化の信念，価値観，習慣とほかの文化との違いに気づくことができないことである。民族や宗教，性別の認識自体が偏見と差別的で，どの文化集団の対象も同じように扱う。

自民族中心主義では，気づかないのではなく，明らかに自分の判断が優れていると考えるのである。対障がい者に限らず，日常の保健医療の場面でも陥りがちな点かもしれない。これは，次の文化の押し付けにつながると考える。

（4）文化の押し付け

自分の優位性を信じたり，自民族中心主義であると，文化を押し付けることになる。つまり，自分の文化の信念，価値観，習慣をほかの文化の人々に押しつける。保健医療従事者は，自分の価値を押しつけるときに，西洋医学的な伝統を強制して，対象の西洋医学的でない治療法（鍼灸，薬草，霊的な儀式など）を無視することがあるといわれる。

ケアとは何か，という原点に立ち返れば，自分の価値を押しつけることが対象にとってどうかということは自明のことではある。しかし，保健医療従事者の陥りやすい「善意」か「責務」かわからないが，保健医療の価値を押し付けがちになってはいないだろうか。再度，ケアの基本であるメイヤロフを引いてみよう[20]。

他者が成長するのを援助するとき，私は自分の方針を他者に押し付けたりしない。私はむしろ，他者の成長の方向を見て，それが，私がケアの中で何をするかを導き，どのように私が応答すべきか，そしてそのような応答には何が適切であるかを決めるのに役立ってもらうようにするのである。

（5）文化の葛藤・カルチャーショック

文化の葛藤とは，保健医療従事者が，対象の文化の習慣に慣れていないため

に，適切に対応できないときに，予期せぬ対象の反応から引き起こされる恐れ
である。文化の葛藤は避けがたいが，管理すべきである。特定の文化で文化の
葛藤を管理するために知識を得ることで，葛藤を最小にできる。

　これは，昨今，推進されている外国人介護職の方が，感じておられるようで
ある。ある外国人介護職の方は次のように話された。

　高齢者をハグすると驚かれる。私の国では，ハグするとみな喜ぶのに。

　なぜ，高齢者の家族は面会に来ないのだろうか。私の国では，大勢の家族
で世話をするのに。そう思うと，とても悲しくなる。

　障がいを文化と捉えること自体が，伝統的な保健医療の教育を受けてきた者
にとっては葛藤を感じるかもしれない。「障がいは克服するものでなく，アイ
デンティティの一つ」といわれてもピンと来ないかもしれない。

Most importantly, we are proud of ourselves as people with disabilities.
We claim our disabilities with pride as part of our identity. We are who
we are: we are people with disabilities [21]
最も大事なことは，私たちは障がいを持つものとしての自分を誇りに思っ
ているということだ。私たちは，障がいを自分のアイデンティティの一部
として誇らしいと明言する。私たちは私たち，障がいを持っている人物で
ある。

　障がい者といわれる方が，「障害があるのが私」と主張するとき，保健医療
従事者は「そうはいっても何とかしたい」と，自文化を無意識のうちに押し付
け，葛藤を感じるかもしれない。

第2章

文化に即したケアの展開方法

　障がい者の文化を尊重したケアとは，具体的にどのように展開していくのだろうか。筆者が開発した"保健指導方法ABC"を参考に述べていきたい。

　筆者は，A市の保健師として生活習慣病予防に携わっていた頃，A市内でも北部の農家が多い地域と，南部の漁港がある地域，あるいはA市中央の商業地域では，生活様式や人付き合いに特徴があると感じていた。系統だった地区診断をしたわけではないが，その地域ごとの生活や人付き合いや考え方を大切にして保健指導に臨んだ。すると，対象者が比較的に自分から生活習慣を語り，生活の変更したい点に気づいてくださった。その後，"文化"という言葉に出会い，筆者が大切にしてきた"対象者の生活様式や人付き合い"は，その地域の"文化"と呼べるものだと分かった。そして，熟達した保健師が地域の文化を尊重して保健指導している方法をまとめて，2012年に「'価値観・生活・つながり' を大切にするヘルスカウンセリングABC」を作成した[1)~6)]。次項から具体例も交えて説明するが，本書の冒頭で記したように「あたりまえのことを理屈っぽく書いている」と思っていただければ幸いである。

1. 個別保健指導の事例

　価値観・生活・つながりを大切にするヘルスカウンセリングABCは，生活習慣病予防の個別保健指導の過程に次のことを取り入れたものである。即ち，保健指導者が蓄積してきた，文化（一定の生活圏域に良く見られる生活習慣や価値観等）に照らし合わせて，対象の生活を由来も含めてアセスメントする（Assessment）。対象者の生活が医学的に推奨され得なくても一旦受け止める（Accept）。地域の文化を参照して，対象者に自己の生活の長短に気づきを促す（Aware）。医学的に推奨される生活と対象者の価値観や生活とのバランスをとったり（Balance），対象者の目標や価値観へ結びつけたりして（Connect），主体的な行動変容を支える。この過程で対象者の安心感に配慮する（Comfort）（図1）。この保健指導の各項目の頭文字と，筆者らの文化の定義「一定の生活圏域によく見られる価値観と生活様式」をとって〔'住民の価値観・生活・つながり' を大切にする保健指導方法ABC〕と命名した（以下，保健指導方法ABC）。

　保健指導方法ABCは，主としてヘルスプロモーションの「個人スキルの開発」に貢献するだろう。しかし，個人の変容を通じてメゾ・マクロレベルの文化の変容も見据えているため，支援環境の整備，地域活動の強化にも貢献することを見据えている。

　図2は，保健指導方法ABCがメゾレベルの文化の変容も見据えているイメージ図である（文献3）の改変）。地域の文化への感受性の高い保健師が，生活習慣病予防のための個別保健指導の場面で，地域の習慣等を参照して個人の習慣をアセスメント・気づきの促し・バランス・目的の結び付けをし（矢印a），地域の習慣や保健事業の浸透を把握し，近隣住民と共に健康づくりを行うよう促し，地域（メゾレベル）の変容を意図して援助している様相を示したものである。

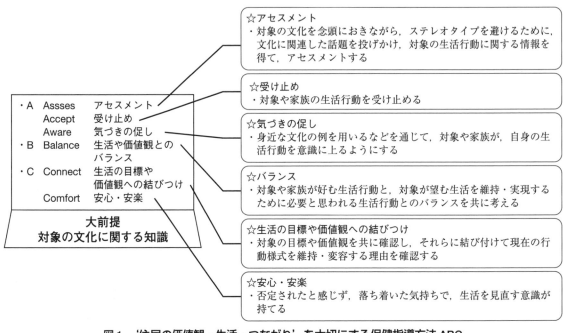

・A Assses アセスメント
Accept 受け止め
Aware 気づきの促し
・B Balance 生活や価値観との
バランス
・C Connect 生活の目標や
価値観への結びつけ
Comfort 安心・安楽

大前提
対象の文化に関する知識

☆アセスメント
・対象の文化を念頭におきながら，ステレオタイプを避けるために，文化に関連した話題を投げかけ，対象の生活行動に関する情報を得て，アセスメントする

☆受け止め
・対象や家族の生活行動を受け止める

☆気づきの促し
・身近な文化の例を用いるなどを通じて，対象や家族が，自身の生活行動を意識に上るようにする

☆バランス
・対象や家族が好む生活行動と，対象が望む生活を維持・実現するために必要と思われる生活行動とのバランスを共に考える

☆生活の目標や価値観への結びつけ
・対象の目標や価値観を共に確認し，それらに結び付けて現在の行動様式を維持・変容する理由を確認する

☆安心・安楽
・否定されたと感じず，落ち着いた気持ちで，生活を見直す意識が持てる

図1 '住民の価値観・生活・つながり' を大切にする保健指導方法 ABC

　ここでは生活習慣病予防の事例を用いて説明し，その後に地域（メゾレベル）への支援も含めて保健指導方法 ABC を参考に，障がい者の文化を尊重したケアを説明する。

　ABC それぞれについて具体例を用いながら説明する。

1　Assess　アセスメント

　前項の Giger，Stanhope，レイニンガー等，様々な文化に即したケアの文献で述べられているように，ある程度マクロ・メゾレベルの文化の情報を参考に，対象とのかかわりを通じてアセスメントを進める。出身地，コミュニケーションパターン，価値と規範，家族役割と機能，生活行動，生物文化的要素，宗教，保健信念と習慣等，ある程度参考にしながら，アセスメントをする。

　保健指導方法 ABC では，対象者が所属する集団によくみられる '価値観・生活・つながり' を話題に上げて，話しを促し情報を得る。そして，今の生活を，基盤となる価値観や，時代背景・職業・環境の影響を含めてアセスメントする。これは，地域の文化を念頭に置きながら（矢印 a），ステレオタイプに対象を捉えないよう，対象に確認しながら，地域の様子も含めてアセスメントする。

　以下に，農家の M さん，腹囲と HbA1c が高めの 50 歳代女性に対する保健指導場面で，保健指導方法 ABC を用いた場面を紹介する。実例を基盤にしているが，わかりやすいように若干単純化した。

M：（保健指導の部屋に入るが，口をへの字にして表情が硬い）そんなに食べていないよ。

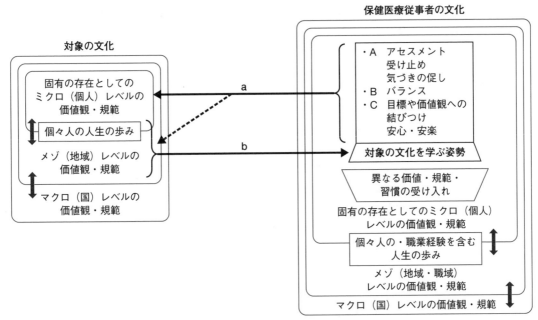

図2 保健指導方法ABCにおける個人と地域を見据えた支援のイメージ図

保健指導者：(まだ，何も話していないのに「食べていない」という。たいていの人は，食事に関する知識や助言を受けているから，警戒しているのかな。それにしても，この地域は家族の結びつきを大切にし，家族の結びつきが仕事や生活のはりを支えている。今月はお盆で家族が帰省してるだろう。帰省した家族をもてなすために，食事の量が，かなり増える家庭が多い。Mさんもそうかな)お盆はみんな帰ってきた？

M：(満面の笑顔)ああ，○夫が子どもを連れて帰ってきたから，ぼた餅をつくったよ。今の子は，ぼた餅には興味がないから，鶏肉の揚げたのも買ったけど，あたしのつくったぼた餅が楽しみだっていってくれるから。このへんでは昔っから，みんな作る。

保健指導者：(いい笑顔だな。ぼた餅には，この地域では，家族との結びつきの意味があるんだな)

　最初は警戒していたMさんから，無理に食事内容を聞き出すのではなく，地域によく見られるお盆の習慣(矢印a)を話題にした。その結果Mさんの話から，この地域ではお盆につくるぼた餅には家族とのつながりの意味があること，Mさんの家庭でもぼた餅を作ったという地域(マクロ)と個人(ミクロ)の情報を得た(矢印b)。自分たちの生活を知っていることで，対象者は心を開き，「食事や運動の記録」からは得られない「対象者がその生活行動をする意味」を，安心して(Comfort)話すことができた。

2　Accept　受け止め

　対象者の生活が，生活習慣病の要因となりうると思われたり，対象者が生活

習慣を変える自信が持てなかったり，生活習慣を変えようとしても上手くいかなかったとしても，ひとまず受け止める。本人にとって大切なことだったり，時代や環境の影響を受けてきた習慣を変えるのは痛みを伴う。

前ページの農家のMさんの保健指導を続ける。

保健指導者：（検査結果が悪いのは，ぼた餅が原因かな。でも嬉しそうだな）いいですねえ，息子さん幸せですね。母さんの手作りのぼた餅が食べられて。

M：（嬉しそうに）ああ，このへんでは，こんくらい（直系8cm）。つくりながら3つは食べるね。

保健指導者：（この地域のぼた餅は標準より大きいのかも知れない。つくりながらぼた餅3つは食べるって事は，家族と一緒にもっと食べるって事か…。でもこの地域での古くからの思い出でもあるんだな）おいしそうですねー。Mさんの畑で作った小豆と餅米ですか。

M：そうだよ。昔からうちで作った小豆と餅米で，こんのくらいの鍋で煮るんだ（直径40cm）。

保健指導者：（この辺の農家は，農作物への愛情や誇りもあるから，なおさらうれしいんだろうな）材料から手作りなんだ。いいですね。

この地域で古くからの習慣として残っているぼた餅を食べたことが，検査結果に影響しているかもしれないと推測しながらも，Mさんが嬉しそうに話すのを，共感を示しつつ受け止める（矢印a）。食事記録には書き漏らすと思われる「このへんでは直径8cmのぼた餅」をつくることと，「つくりながら食べる」「直径40cmのなべ」というMさんのくせや家庭の習慣という，地域（マクロ）と個人（ミクロ）の情報を得た（矢印b）。医学的に望ましい生活かという判断を一時保留にして，対象者の好きなことや大事にしていること，文化といえるものを受け止めることで，文化の情報も得ながら，心理的な距離がさらに縮まると思える。

3　Aware　気づきの促し

対象者の地域や集団によくみられる '価値観・生活・つながり' と，現在の対象者の生活習慣を，対象者自身が照らし合わせて考えられるように，傾聴した例を挙げてみる。その中で，今のままの生活を続けていると生活習慣病になりうることを，対象者が気づくのを待つ。農家のMさんの保健指導を続ける。

M：あたしらが小さい頃は，甘いものはぼた餅くらいしかなかった。店も，30分くらい歩かないとなかったしね。今は車ですぐに菓子でもなんでも買いに行ける。

保健指導者：（年に2〜3回ぼた餅を食べ過ぎても，検査結果に継続して影響はしないかもしれない）小さい頃は，ぼた餅以外は甘いものはなかったんですね。今は，甘いものが手に入りやすくなったし，歩くことも少なくなったんですね。

M：そうだね。昔はそこらへんを駆け回ったり，畑を手伝ったり，学校だって歩いて 30 分かかった。今は掃除も洗濯も楽になったね。

保健指導者：小さい頃に比べて体はできあがってきたし，小さいころより動く量も大分減ったようだけど，ぼた餅は昔と同じように食べている？

M：昔と同じどころか，飴だの菓子だの，だいぶ食べるようになった。畑の向こうに，でっかいスーパーができて，ジュースでも菓子でも箱で買える。

　対象者が，自分が所属するマクロレベルの集団によくある生活を語るのを聞くことで（矢印 a），保健指導者はスーパーでの菓子やジュースの箱買いなどの地域（マクロ）と個人（ミクロ）の情報を得た（矢印 b）。また，対象者自身も，自分の生活が，マクロレベルの集団によくある生活と同じようなことをしていることを，意識に上られるのを助けることができるだろう（矢印 a）。

4　Balance　生活や価値観とのバランス

　これはレイニンガーの「文化の保持，修正，改変」にあたる。生活習慣病予防のために望ましいとされる生活―食事・運動・禁煙など―の情報は巷に溢れている。生活を簡単に変えられたら，生活習慣病がこれほどまでに世界的に問題にはならないだろう。好きな生活や慣れた習慣を変えるのは少なからず抵抗がある。現在の生活を継続することを支えるのか，若干変えるよう支援するのか，ぜひとも変えるよう支えるのか，対象者とともに考えることが求められる。

　対象者にとって，大切なものとのバランスをとった方法を検討したり，負担を軽くしたり安心して取り組めるよう支援するために，文化を謙虚に学び，ともに考える能力が求められる。農家の M さんの保健指導を続ける。

保健指導者：昔よりも体を動かす量が減ったり，色々なお菓子を食べることが増えたんだ。時代が変わっても，この辺では，ぼた餅は変わらずに手作りするんですね。

M：変わらないね，あれは皆で食べるもんだ。息子もそれを楽しみにして帰ってくる。ぼた餅をほおばると昔にもどるね。

保健指導者：（ぼた餅は皆で食べるという家族の約束事，楽しみがあるんだ。そして思い出のある行事食なんだな）昔にもどって，ぼた餅を食べる時期は，他のお菓子は買わないようにしてみたらどうでしょう？

M：孫はぼた餅は嫌うから，好きな菓子を買っておく。

保健指導者：（家族のつながりを大切にする土地柄だから，孫のお菓子まで控えるのはつらいだろうな）なるほどね，こんな優しいおばあちゃんなら夏でも冬でも帰って来てくれるよね。じゃあ，お孫さんのお菓子は買っても，M さんは昔に戻って，ぼた餅だけを楽しむのはどう？

　活動量の減少や菓子の箱買いなどのマクロレベルの情報を繰り返しつつ，地域の習慣に共感を示す中で（矢印 a），ぼた餅には「みんなで食べるもの」という家族のつながりや，「昔に戻れる」という思い出の意味があることを把握

する（矢印b）。対象が大切にしている事柄を変えない方法を提案する中で（矢印a），さらに「孫には好きな菓子を買っておく」という，世代ごとの好みの変化と家族を大切にする気持ちを把握する（矢印b）。孫への気持ちも大切にしつつ，本人が大切にしているものを残す方法を提案している（矢印a）。

5　Connect　生活の目標や価値観への結びつけ

　対象にとって，生活習慣病予防のために望ましいとされる生活を取り入れたり，生活を変える理由は何だろうか。好きなことや大事にしていることに結びつけてはどうだろうか。

保健指導者：昔にもどって，ぼた餅を食べる日は他の間食はやめるのはどうでしょう。
M：つい，くせでな。孫も食べるし。
保健指導者：（Mさん自身もお菓子は好きなのだろう。この地域の農家は農作物に誇りを持っている。その，誇りを持っている餅米と小豆で作ったぼた餅を楽しみに家族が帰省するというのは，Mさんにとって二重三重の意味で大事なことなのだろう）Mさんの畑でとれた小豆とお米で，Mさんが作ってくれたぼた餅を食べるのを，みんな楽しみにしているんでしょう。Mさんには，いつまでも元気でぼた餅つくってほしいから。
M：そうだねえ。

　この後に，ぼた餅と菓子類のエネルギーや糖代謝の話が続く。まず対象者が「聞く耳」を持ってくれることが大切である。その土地柄も念頭に置いて対象者が大切にしていることに結び付けて提案することで（矢印a），楽でないことに取り組んでいく意欲を持ってもらうことが出来よう。

6　Comfort　安寧

　保健指導方法ABCの根底に流れているのは「Comfort（安寧）」である。コルカバはComfortを3つの側面で示している。人は安寧を感じると主体的に保健行動に取り組むという。

> 緩和：痛みや苦痛がない状態
> 安心：落ち着いている状態
> 超越：困難に立ち向かう勇気

　保健指導は，最終的には，対象者が主体に健康維持・増進に好ましい日々の生活を送ることが出来るように力づけることを目指す。保健指導方法ABCでは，「安寧」は次のような状態をいう。

> 対象者が，
>   自分の生活を責められたり否定されたりしたと感じず，
>   落ち着いて相談でき，
>   生活を変える意欲をもつことができる。

　Comfort に近いものとして，「文化的な安全（Cultural safety）」がある。オーストラリア先住民の看護師・助産師の団体であるアボリジニ・トレス海峡諸島民看護師助産師会議（Congress of Aboriginal and Torres Strait Islander Nurse and Midwives：CATSINaM）は，文化的安全を次のように説明している。

　　文化的安全は看護の提供者ではなく，看護を受ける人が決めるのである…
　　文化的安全は保健医療従事者が何をするのかではなく，どうするのかという，実践にかかわる考え方であり，社会の多様性というのではなく，社会でどのように扱われているのかということである。

　対象が安寧を感じるケアは「当たり前」であるが，熟練を要する。安寧を感じるケアを提供するために，どうするのか「文化に対する謙虚さ（Cultural humility）」が求められる。

2. 地域（メゾレベル）の変容

　保健指導方法 ABC は，地域（メゾレベル）の変容も見据えているので，次に丸谷の先行研究で用いた多様な事例を交えて，アセスメント，受け止め，バランス，結び付けについて説明する。
　アセスメントでは，ミクロレベルの価値・規範と同時にマクロレベルの価値・規範を把握する。つまり，個人の生活の中で，生活習慣病の要因となりがちな生活行動がないか把握しながら，それが地域に共通している生活行動かどうかも把握する。

　　保健師が，近所の人を多量の菓子類でもてなす習慣を話題にすると，『洋菓子は体に良くないといわれたので最近は避けているが，ケチと言われたくないので和菓子やせんべいにしている』という答えが得られ，地域によく見られる間食の習慣は，本人も地域でも続いているが内容が変わってきていることを捉える。

　このアセスメントでは，地域によくみられる間食の習慣を話題にして（矢印a）個人の習慣を把握すると共に，地域の間食の習慣も把握していた（矢印b）。
　また，地域の健康への考えや習慣の改善に取り組んだ効果や課題を，指導対象者との会話の中から把握していた。

　　町で主催しているウォーキング教室の参加の有無を保健指導の対象者に尋ねると『自分も近所の人もウォーキングよりも孫の世話を優先したい』と

いう答えから，地域の高齢者にありがちな「自分の健康よりも家族のつながりを優先する」価値観を把握する。

このアセスメントでは，地域で取り組んでいる活動を話題にして（矢印a）個人の習慣を把握すると共に，地域の間食の習慣も把握していた（矢印b）。
受け止めや気づきの促しでは，ミクロレベルの価値観・規範を支えつつマクロレベルからも行動変容を支える。

保健指導対象の男性の血圧が高く減塩が望ましいと医学的には判断されても，保健師は障がいのある嫁が食事の支度と保健指導対象者の妻を介護していることや，この土地柄では家族の絆が生活や健康管理に強く影響することを把握していたので，減塩の食事指導の前にまずは嫁が要介護状態の妻を支えていることを労ったり支持する。そのことにより，対象者の気持ちが自分の健康管理に向く基盤を整えようとした。

バランスや結び付けでは，マクロレベルに影響を受けたミクロレベルの価値観・規範とバランスを取りつつ，マクロレベルの変容を見据えていた。つまり，地域の文化に影響を受けている保健指導対象者の行動様式について，抵抗の少ない方法・地域の文化に合わせた方法・地域の取り組みを，指導対象者へ提案しつつ，近隣住民と共に行うようにも提案し，個人と地域の両面から健康的な地域の文化へ移行するよう支援する。

保健師は，この地域は祭りの時期に飲酒量が増えることを把握していたが，指導対象者の話から判断すると，その習慣は今年も変わらないことを確認した。保健師は，毎年，一人ひとりに言い続けていくことでも効果があがることを期待して，今回も『気持ち良く飲める程度の量におさえるように，皆で調整してみてください』と話す。
保健師は，この地域は，冬は雪が多いので外出しない方が安全と考えて，家から出ずに活動量が減りがちなことを把握していた。しかし，温泉を利用した健康教室を開催しているので，近所の人と一緒に参加してはどうかと勧めた。

さらに，地域の文化が健康志向へと変化していることを把握した場合（矢印b），レイニンガーの「文化の保持」のように，それが維持できるよう支援している。つまり，個人の変化や近隣住民との取り組みを支持し，健康的な地域の文化への移行を強化する。

この地域は勤勉な農家が多いが，働きづめて老後に体調を崩して生き甲斐を失う農家が多い。それを予防する目的で，町長自らが生涯学習や健康作り事業を推進していたが，勤勉な農家は事業参加を敬遠しがちだった。しかし，対象者は，その事業に友人と共に参加し始めたということを把握し，その変化を共に喜び，さらに仲間に広めるよう提案する。

　以上のように，保健指導方法 ABC は，個人への保健指導を通じて地域（メゾレベル）の文化も確認し，変容を促していた。

　このように文化をとらえ変容を見据えた支援方法は，生活習慣病予防の保健指導のみならず，障がい者を文化ととらえた場合の支援にも応用できると考える。

　ただし，障がい種別や，障がいの経験年数を含めた人生の歩み等によっても支援環境や地域活動の質も量も異なるだろう。聾者は比較的聾共同体といわれる中で自足的だが，重度障がい者は多数の介助ボランティアを必要とする（文献 29）参照）。それぞれの様式に即した支援環境や地域活動を整えていく必要があり，文化に対する謙虚さが求められよう。

3. 保健指導 ABC を応用した 障がい者の文化を尊重したケア

　上記は，生活習慣病予防の保健指導の展開方法である。それでは，障がい者の文化を尊重したケアを，保健指導 ABC を用いて紐解いていくとどうなるだろうか。どのように障がい者の文化をアセスメントし，受け止め，気づきを促し，自分らしい生活とのバランスをとった方法を共に考え，生活の目的と結び付けて支援していくのだろうか。また個別支援を通じて，どのようにメゾ・マクロレベルの文化の変容も見据えて，支援環境の整備や地域活動の強化を図っているのだろう。以下に，文献に記載された事例について，筆者なりの解釈を交えて説明を試みる。あくまで筆者の解釈に過ぎないことをお断りしておく。

1　アルコール性精神障害の事例

　東京都の宮本保健師による，アルコール依存症の住民に対する支援に関する記述について[7]，保健指導 ABC を用いて，どのように障がい者の文化を尊重してケアを展開しているか説明を試みる。

　宮本保健師が，東京都の本庁から西東京の保健所に異動し，まだ地域（メゾレベル）の文化を十分に把握していない時期のことである。住民から，ある男性が夜通し自宅で暴れているという電話を受け，宮本保健師は，精神障害による行動ではないかと推測しつつ駆けつけた。男性は，昨夜から一睡もせずに室内で暴れているようで，さらに家の入口の板をはがし始めていた。

　ここで，宮本保健師は対象の行動を止めるでもなく，「忙しそうだが話をさせてもらえるか」と声をかける。対象が「今は忙しい，明日までに引越ししなけらばならない」と断ると，宮本保健師は「明日まで引っ越さなければいけないとは大変なことだ。疲れてはいないか」と，返している。

　宮本保健師は，アルコール依存からくる妄想と行動ではないかと推論していた。しかし，その推論は一旦脇において，まずは，対象の行動に沿った言葉かけをしている。これは，保健指導 ABC の矢印 a にあたり，それに対する対象の反応により，対象の世界を把握し（矢印 b），ひとまず受け止めていたと考

える。

その後，宮本保健師は，対象の世界を受け止めつつも，専門職の視点で身体状況を観察して右目が腫れていることを認める。そして，そのことを対象に伝え，物が見えにくくなっていないか尋ねたところ，対象は，視野が狭くなって歩きにくくなったことを打ち明ける。

宮本保健師は，右目が腫れているのはアルコールの多飲による血管障害と推測しながらも，相手の立場に立って辛いことがないか，まさに対象の目を通じた言葉をかけた。これは保健指導ABCの矢印aにあたり，この言葉かけにより，視野が狭くなって歩きにくいという本人の困りごとを把握できた（矢印b）。また，このことは対象の警戒を解き（comfort），さらに自分の体の異変への気づきを高めることにもなったであろう。

これらの一連の行為の根底には，「この人の安全を確保したい」という，本人の安全（comfort）を第一とした思考があり，近隣の人の苦情を処理するため，という考えはなかった。

その後，宮本保健師は男性と共に受診し，男性は治療に結び付くことができた。そして，障がい者の目を通じた物事の捉え方により，安心感をもたらして，大量飲酒という生活様式の変容を支援することはできた。しかし，残念なことに，支援環境が整っていなかったため，この事例は，人知れず亡くなっているのを民生委員に発見された。

このことから，宮本保健師は，この地域には支援環境が整っていないことを痛感した（矢印b）。しかし，その土地柄を責めるのではなく，時間をかけて誠意を示していくことで，土地柄も徐々に変容していくことを見据えていた。

文化に優劣はないが，誰もが安心して暮らすことができる土地柄を，住民とともに作っていくことが保健医療従事者には求められると考える。「日本一自殺の少ない町」徳島県海部町は，次のような土地柄を有している[8]。

---

a. 多様性の重視：
　意識的に多様性を維持する：朋輩組に新参者，女性も加入，入退会のルールがない
　加入しなくても不利益（仲間外れ）がない

b. 人物本位に他者を評価する：
　☆家柄や学歴でなく，人柄や問題解決能力の評価
　　例：教育長に教育経験皆無の人物を抜擢
　☆一度はこらえれ（挽回のチャンスはあると伝え再起を促す）

c. 有能観を持って事に対処する
　「自分は政治を動かす力はない」　海部町 26.3%　vs　自殺多発A町 51.2%

---

d. 助けを求めることへの抵抗が小さい

「病，市に出せ」 やまいいちにだせ

＝病気やトラブル心配を早めにオープンして助けを求めよ（どうせ迷惑がかかるなら初期の内がいい）。そのため，軽症での受診率が高い

海部町では「あんたうつと違うん。はよ薬もらいな」

VS 自殺多発 A 町「頭がおかしいとうわさになったら子どもや孫に迷惑がかかる」

e. ゆるやかな人間関係

「隣人と日常生活面で協力してる」海部町 16.5％ vs 自殺多発 A 町 44.4％

☆コミュニティが緊密であるほど，援助を求めることに抵抗が強い

どちらの土地柄がすぐれているとは言えないが，多様性を当然とする風土は日本に必要と思われる。日本は侵略の歴史も少なく，移民政策もないため，世界でもまれな同質性を有する国と言われている[9]。狭い国土で生き残るには，逸脱と思われる行為は否定され，異質と映るものへの抵抗が強い地域が多いのかもしれない。

知人のフィリピン女性は，夫の任務の関係で日本の南西部に数年暮らした経験がある。外見は日本人と変わらないため，子どもを連れて外出すると，日本人が話しかけてくれたという。しかし，いったん英語で話し始めると，「えっ外人？」といって，その人は去ってしまったと嘆いていた。外国人を含め，異なる文化の人と接する機会が少ない状況であれば，接点を持つことに躊躇したり，存在すら認知されていなくても仕方のないことと思われる。

障がいを持たない人々が，障がい者の文化を受け入れられるように支援するには，まず障がい者と地域の中で触れ合えるように環境を整える必要があろう。保健医療従事者には，その土地柄を否定したり，無理やり変えるのではなく，徐々に価値観を醸成し，心理的・物理的な環境を整えていく責務があると考える。保健指導 ABC の図で示すならば，メゾレベルの価値・規範に働きかけ（矢印 c），反応から学んでいくのである（矢印 b）。

次の事例は，宮本保健師が，障がい者も近隣住民も安心して暮らし続けることができるよう，土地柄に合った方法で，障がい者と関係者に働きかけたものである。

2 ゴミ屋敷に暮らす兄妹への支援

宮本保健師は，団地の住民から，団地に暮らす兄妹がゴミをため込んでいるという苦情を受けた。その家庭を訪問したところ，ゴミが散乱し，すえたにおいが鼻を突き刺し，いわゆるゴミ屋敷状態であった。

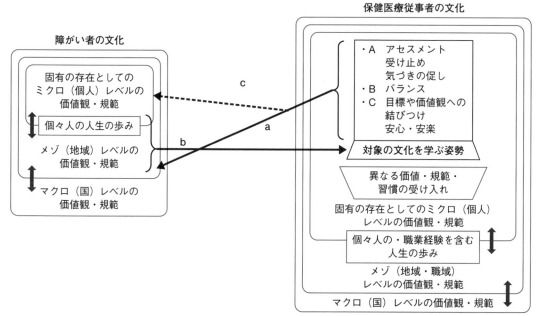

図3 保健指導方法 ABC を応用した障がい者の文化を尊重したケアのイメージ図（メゾレベルへの働きかけ）

　兄が玄関に現れると，宮本保健師は自己紹介し，兄妹の健康を心配して訪問したことを告げる。ゴミについてはすぐには話さず，専門職として兄の様子を観察し，腕にダニの噛み痕を認め，「虫にかまれて痒くてつらくないか」と，声をかける。

　ここでも宮本保健師は，専門職としての視点を持ちながらも，まずは相手の文脈で話を切り出し（矢印a），その結果，兄の状況を把握することができている（矢印b）。

　そして，茶羽ゴキブリが蠢く薄暗い部屋に通してもらい，布団にくるまっている妹にも，自己紹介し，家を訪ねた理由を説明する。妹にも，ごみや掃除の話はせず，手足のダニに噛まれた痕の化膿を認めて，辛いだろうと声をかけ，受診したほうが良いのではと尋ねる。さらに，家の中を全部掃除しないと虫の被害がひどくなるのでは，と提案すると，兄妹はあっさりと同意した。

　ゴミ屋敷の苦情相談を受けた時から，宮本保健師は，ある程度の推測—ステレオタイプではなく—をしていたであろう。しかし，自分の推測や判断はいったんわきに置き，兄妹が困っているであろう事柄をまず確認し（矢印a），それによりニーズを把握し，アセスメントしていたと考える（矢印b）。

　そして，団地の住民の苦情に対処するためではなく，本人の困りごとを改善するために，家の中を全部掃除しないと虫の被害がひどくなるのでは，と提案し，掃除の必要性に気づきを促していた（矢印a）。

　その後，家の大掃除をする際には，自治会長には立ち会ってもらうが，団地住民には，まだ支援を求めることはしなかった。「1」のアルコール依存症の事例で「この街にはこの街の住民同士の付き合い方がある」ことを知っていた。

土足で団地住民との関係に入り込むのではなく，適切な距離を判断していたと思われる。

　宮本保健師は，まずは多職種の協力関係を作ることにした。保健所内の保健師，環境衛生課に協力を依頼をした。環境衛生課職員の反応は，ダニの被害状況を一緒に見てくれるが「自分たちの立場はあくまで指導すること」と，掃除への協力に難色を示した。しかし，役人的対応を責めるのではなく，立ち会ってくれることが助けになると受け止めている。

　これをメゾレベルの図で示すと，兄妹の状況を鑑みながら，保健所内の環境衛生課職員に提案し交渉（cultural negotiation）し（矢印 c），その反応から保健所内の環境衛生課の組織風土を把握していると考える（矢印 b）。

　宮本保健師は，さらに，福祉事務所にも協力を要請した。予想通り色よい反応は見せないが，粘って話を続け，査察指導的立場のケースワーカーから「市民の困りごとに保健所が協力しようというなら，市が知らないふりをするわけにはいかない」という言葉がかけられた。

　これもメゾレベルの図で示すと，対象に提案し交渉（cultural negotiation）して（矢印 c），協働の組織風土と人柄を把握していることになろう（矢印 b）。

　そして，大掃除が終わり，妹も保健師が 2 ～ 3 回同伴して受診すると，一人で受診できるようになり，団地のルールを守る家族になった。相変わらず，団地の住民との交流はない様子であるが，宮本保健師は無理には変容を強いず，この街の住民同士の付き合い方に合わせて，顔なじみを増やし，理解者を増やしていくことを自分に言い聞かせていた。まさに cultural humility といえよう。

　以上，障がい者の文化を尊重したケアを，保健指導 ABC を用いて，文献に記載された事例について，筆者なりの解釈を交えて説明を試みた。さらに，障がい者自身への支援のみならず，介護者への支援においても，生活やコミュニケーションの様式を学ぶ姿勢でかかわることで，真に対象が求めている支援を行うことができる。このことについても，次のように事例をもとに，保健指導 ABC を用いて解釈を試みてみよう。

3　医療的ケアが必要になった重症心身障害児の母への支援

　岩戸ら[10] は，担当看護師が，障がい児を持つ家族のありのままの姿，コミュニケーション様式を尊重したことで，母が願いを表現し，関係者も変容し，共に望む生活の実現を目指すことができた事例を報告している。詳細は文献を参照していただきたいが，保健指導 ABC に沿って解釈を試みると次のようになると考え得る。

　障がいを持つ児が転院してきた際に，担当看護師は，母と児の生活行動を学ぶ姿勢で関わった。母が前の病院で医療者に相談なく，おやつを食べさせたという情報を知りながらも，まずは，母が面会に来た際にはねぎらいの言葉をか

け，病室での親子の生活を尊重し，病室に入る際は声をかけてから入室した。母は退院後には児のケアを主に担うため，ケアの技術を習得する必要があり，担当看護師はそのことを伝えた。そして，他のきょうだいのことなど，面会時間が定まらない家族の事情を把握し，家族の事情を優先した方法でケアの指導を進めた。

保健指導 ABC を用いて解釈すると，担当看護師は先入観を持たずに学ぶ姿勢で関わりながら（矢印 a），専門職として，母が児のケアの技術を習得する必要があることを伝えた(矢印 a)。母の面会の様子から家族の事情を把握し(矢印 b)，家族の事情とのバランスをとった方法で支援を進めていたと考える。

さらに，担当看護師は，あまり感情を表現しない母に対し，母の会話の様子を注意深く観察し，学ぶ姿勢で関わりつづけた。そして，相手に遠慮したり，間を取る様子など，母の会話の特徴を把握した。そのことを他の医療者にも特徴を伝え，母のペースで会話ができるよう働きかけた。

これを保健指導 ABC を用いて解釈すると，コミュニケーション様式を学ぶ姿勢で関わり（矢印 a），特徴を把握し（矢印 b），他の医療者にも特徴を伝えることで（矢印 c）メゾレベルの理解が進むよう働きかけたと考え得る。

その後，母は児に口から食べさせてあげたいこと，また，母は児を抱っこしたいことなど，真の願いを伝えるようになった。担当看護師は母に対し，願いを伝えてくれたことに礼を述べたり，願いに気づかなかったことを謝罪し，母の願いを実現するために関係する職種全員に伝わるようにし，願いを実現した。

担当看護師が母に礼を述べたり謝罪することは，保健指導 ABC の矢印 a にあたり，母の願い関係する職種全員に伝わるようにしたことは矢印 c にあたると解釈する。

本事例では，担当看護師は，障がい児と母の生活様式や母のコミュニケーション様式というミクロレベルの文化を，先入観を持たずに学び続ける姿勢でかかわり（cultural humility），家族全体の生活様式を尊重して（balance）必要な支援を継続し医療者全体で取り組んだ（矢印 a）（矢印 c）。その結果，母は安心して（comfort）真の願いを表現することができ（矢印 b），メゾレベルの意識や行動も変容し，願いの達成に向けて（connect）母の技術の習得や支援環境の整備をすることができたと考える。

以上，保健指導 ABC を応用して，障がい者自身や介護者の文化を尊重したケアについて，文献に記載された事例を用いて，筆者なりの解釈を試みた。障がい者の文化を尊重したケアとして，些少なりとも理解が進んでいただければ幸いである。

4. 自分の文化への自覚を高めるために

Purnael は自分の文化を自覚するためのいくつかの問いを示している。その

一部を紹介する[11]。

1) 自分と異なる文化を持つ対象者に対し、看護を行うときに、葛藤を感じることがあるだろうか？
それはなぜだろう？
具体的な事例を書いてみよう。葛藤を感じなかった場合も、書いてみよう。

2) 自分と異なる文化を持つ対象者に質の高いケアを提供するために、どのような態度が求められるだろうか。

3) ①あなたに文化的な価値観や慣習を教えるのに最も影響を与えたのは家族の誰だろうか？
②家族以外で、どこであなたは文化的価値観や規範を学んだろうか？
③家族から学んだ慣習のうち、あなたがもはや行っていない慣習はなんだろうか？

4) 自分自身の文化を自覚したり、対象者の文化を考慮した看護を行うためにどのような取り組みをしてきただろうか？

5) ①誰でもいくらかは自分の文化を中心に物事を見がちだが、少しでも和らげるために何ができるだろうか？
②自分がどの程度、自分の文化を中心に物事を見ているかを点数化すると、1から10のうち何点になるだろうか？
1 ——————————————————————————— 10
　　　（1 ＝自文化中心的でない〜 10 ＝とても自文化中心的）
・あなたの友人はあなたに何点をつけるだろうか？
・あなたの親友にはあなたは何点つけるだろうか？

6) あなたの所属する文化の主な特徴は何だろうか？ それらはあなたとあなたのものの見方や考え方にどのように影響を与えてきただろうか？
あなたのものの見方や考え方は、文化の変化につれて、変わってきただろうか？

文化は変容する

　以上、障がい者を文化集団としてとらえた場合のヘルスプロモーションについて、述べてきた。文化は内部者によって育まれ変容するものなので、現時点の解釈に過ぎない。東西の文化が融合し発展していくように、障がい者の文化と非障がい者の文化も融合したり変容し、新たなものになっていくだろう。既に変容は始まっている[12]。

　友幸君が下貝塚中に残してくれた遺産は、とても大きいものがあります。

廊下や階段を勢いよく走りまわる生徒が減りました。恥ずかしがることなく，困っている人に自然と手を差し伸べることができるようになりました。

そして，保健医療従事者には，個々のミクロレベルへのケアを通じて，関係者や非障がい者等のメゾレベルの変容を支援し，ひいてはマクロレベルの変容を促進する責務があると考える。

福祉文化を考えるうえで欠かせないのは「地域」という視点である。もし基本的な暮らしの場が仮に施設にあるなら，「施設の地域化」を図る必要がある。そして，そこで暮らす人たち一人ひとりを地域で受け止め，「地域を福祉化」していくことが必要となる。福祉は幸せ作りであり，「福祉の文化化」を計り，「文化の福祉化」を図っていく必要がある。福祉の文化化・文化の福祉化は，生きがいづくりそのものであり，生きがいづくりへのサポートともなっている。「地域を耕し地域を作っていくことが本物の文化」一番ケ瀬康子[13]

本稿の冒頭で示した通り，障がい者の文化を尊重したケアとは，あたりまえのケアに過ぎない。巷でいわれる「患者中心の看護」「パーソンセンダードケア」も，当たり前のことを声高に言っているにすぎず，これまで当たり前のケアができていないことをさらしているようなものだ。それほどに，当たり前のケアを提供することは難しく，惰性ではできず，常に省察を必要とするのである。
Cultural desire，つまり文化を尊重したケアを提供したいという意気込みともいえるが，それは一人では維持することは難しい。筆者自身，日々の仕事に追われていると，当たり前の“対象者を大切にするケア”を見失いがちである。共に自己洞察し，成長しつつ，全ての人を尊重して仕事に取り組んでいきたい。

私の目にあなたは高価で尊い（イザヤ書43章4節）

次項からは具体的な事例を交えながら，障がい者の文化を尊重したケアについて示していく。

第3章

ケアをすすめる

　本章では，5人の著者により，各々の専門から障がい者のケアを論ずる。まず，環境—物理的・化学的・人的環境に規定されがちな障がいという点について論ずる。次に，歯科口腔保健に関する障がい者のケアについて，自身の伴走者の経験も含めて記す。後半の3論文は，薬剤師・看護師・宅地建物取引士という専門的資格をお持ちの著者によるものだが，学問的専門よりも，耳が聞こえない，難病患者という面における専門から，耳が聞こえないこと，看護師へのメッセージ，笑顔の遺伝等について述べる。

1. 環境整備から考える障害者の健康

1 「障害」の表記

　15年ほど前，障害のある子どものための住環境に関する研究を行うために，ある研究費補助金を申請した。残念ながら採択に至らなかったのだが，審査委員のコメントに驚いた。研究のタイトルに使用した「障害児」という表記に問題があるというのだ。当時の私は，法令等において用いられている表記が「障害」であることから，公文書に記載するにはそれが当たり前だと考えていた。しかし，この件以来，「障害」の表記が気になるようになり，「障がい」を意図的に使用するようになった。

　2010年に，障がい者制度改革推進会議が「障害」の表記に関して検討を行っている。同会議は，『法令等における「障害」の表記の在り方に関する検討を行うこと』を目的に閣議設定によって設置された障がい者制度改革推進会議本部の下に置かれたものである。「障害」の表記が問題視されたのは，「害」の負のイメージが強く人に対して使う文字ではない，当事者の存在が「害」であるかのように社会の価値観を助長している，という考えによる。「障害」に代わる表記には，「障碍」「障がい」「チャレンジド」などがあるが，これらの表記のプラス面とマイナス面を明らかにし論点を整理している。興味深いのは，自治体や企業が「障がい」や「チャレンジド」に肯定的意見を寄せているのに対し，障害者団体はこれらの表記について肯定的意見よりもむしろ否定的意見を寄せていることである。例えば，ある障害者団体は，「障害」は個人の属性としてあるのではなく社会の方に存在する障壁が「障害」を作り出しているのだから，「障害」の表記を用いるのは適当だ，という。自治体や企業の方が当事者よりも表記の在り方に過敏になっているきらいがあるのかもしれない。かくいう私も，改めて自分の行為を振り返ると，「障がい」の表記を使うことが当事者への配慮であり免罪符であるかのような錯覚に陥っていたのかもしれない。

　最近では，2019年に放送用語委員会（東京）が世論調査[1]を行っている。「障害」「障がい」「障碍」の3つの表記についてのなじみや抵抗感を問うもので，「抵抗感はない」という回答が最も多いのは「障害」（81%），「障がい」（77%），「障

碍」（37％）であった。また，障害者団体に対するアンケート調査では「障害」の表記を使っている団体が多く，「『障害』の表記に拘泥するよりも，（障害者を取り巻く）重要課題に議論を集中させるべき」との意見を寄せている。

重要なのは，「障害のある当事者（家族を含む）のアイデンティティと密接な関係があるので，当事者がどのような呼称や表記を望んでいるかに配慮すること」[2]であり，上記の障がい者制度改革推進会議も，当面は「障害」を用いながら随時検証を行っていくことと結論付けた。

本稿では，これらの見解を踏まえ，原則として「障害」の表記を用いることとする。とくに本稿は，環境という側面から障害者のヘルスプロモーションをとりあげるものであり，障害者団体の見解にもあるように，「障害」は人に備わっているのではなく社会の側に存在している，という立場から論考を進めたい。

2 「障害」の概念

障害者基本法における「障害者」の定義は，「身体障害，知的障害，精神障害（発達障害を含む）その他の心身の機能の障害がある者であって，障害及び社会的障壁により継続的に日常生活又は社会生活に相当な制限を受ける状態にあるもの」である。「社会的障壁」とは，2011年に障害者基本法が改正された際に新しく導入された法律上の用語で，「障害がある者にとって日常生活又は社会生活を営む上で障壁となるような社会における事物，制度，慣行，観念その他一切のもの」を指す。

この法律によると，障害者は二つの条件を満たす必要がある。一つは「心身の機能の障害がある」こと，もう一つは「障害や社会的障壁により継続的に日常生活・社会生活に相当な制限を受ける状態にある」ことである。この二つの条件を備えた者が「障害者」であり，単に「心身の機能の障害がある」ことのみを以って「障害者」とは呼ばないのである。

この定義は，世界保健機関（WHO）の「国際生活機能分類（ICF：International Classification of Functioning, Disability and Health）」の生活機能構造モデル[3]の概念と共通している（図1）。ICFは，人間の生活と障害の分類法として2001年に採択された。それ以前は，1980年に「国際疾病分類（ICD）」の補助として発表した「国際障害分類（ICIDH）」が用いられていた（図2）。

ICIDHモデルでは，「障害」という概念を階層化し，「疾患・変調」が原因となって，「機能・形態障害」「能力障害」「社会的不利」が順次発生するという図式である。日本語では，「機能・形態障害」も「能力障害」も「社会的不利」もすべて「障害」という言葉で表されるが，モデルのように階層化し区分して捉えることで問題の所在や対応の方法が明確になる。例えば，交通事故により「脊髄を損傷（疾患）」したとしよう。神経の損傷に対する治療方法は現在のところまだないため「下半身マヒ（機能障害）」が残ったが，早期リハビリテーションを行い筋力や関節可動域を訓練するなどして機能の回復を図ることができる。マヒが回復せず「歩行が困難（能力障害）」となった場合は，車いすなどの福祉用具の使用や段差解消などの環境整備によって歩行能力を補い移動できる。さらに，交通機関や職場環境の整備によって，「車いすでの通勤や就労

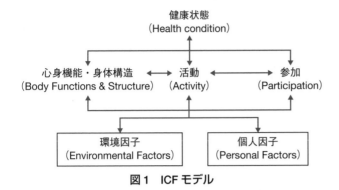

図1　ICF モデル

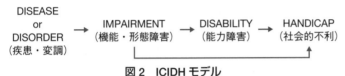

図2　ICIDH モデル

出典：WHO，高齢化と健康に関するワールドレポート（2015年）

などの弊害（社会的不利）」が緩和される。「機能・形態障害」のレベルが回復しなくても「能力障害」や「社会的不利」は，当事者を取り巻く環境を調整することで解決することができる[4]。

　ICF モデルは，ICIDH モデルよりもさらに広い概念で障害を捉えるものである。まず，ICIDH モデルが「疾患／変調」を起点にしていたのに対して，「健康状態」という中立の概念を起点としたことで，疾病や変調を抱えた人だけでなく，すべての人を対象とするものになった。また，「機能・形態障害」「能力障害」「社会的不利」というネガティブな面に着目して障害を分類・定義するのではなく，「心身機能・身体構造」「活動」「参加」というポジティブな生活機能から状況を捉えるものとなった。ICF モデルにおける障害とは，生活機能を構成する3つの次元において制限や制約を受ける状態，すなわち「機能障害」「活動制限」「参加制約」を指す。さらに，「環境因子」「個人因子」という生活機能や障害に影響を及ぼす背景因子を明示した。ICF モデルでは，「健康状態」と生活機能を構成する3つの次元，および「環境因子」「個人因子」は，すべて両方向の矢印でつながれ相互に作用を及ぼす関係となっており，例えば，健康状態が悪くなると生活機能は下がるが，逆に環境因子が活動や参加の促進因子として作用し生活機能のレベルが上がることによって健康状態が良くなることもある。つまり，環境因子の作用によって，障害が創出・悪化したり，逆に障害が緩和・解消されたりするのである[5]。

　同様の考え方は，WHO の『高齢化と健康に関するワールドレポート』（2015年）にも示されている。このレポートは世界的に高齢化が進展する社会において，「健康な高齢化」を推奨するものである。「健康な高齢化」とは，「高齢であっても満足できる生活状態が可能であるような機能的能力を発達させ維持するプロセス」を指す。加齢に伴い身体機能や体力など「内在的能力」は多かれ少なかれ減少・衰退するが，「機能的能力」は環境との相互作用によって高めることが可能であり，この能力を発達維持させることにより生活機能は高まり健康

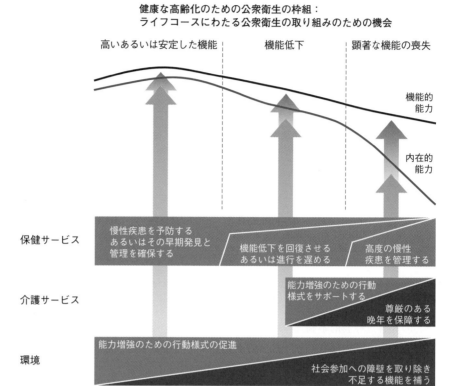

図3　内在的能力と機能的能力
出典：WHO，高齢化と健康に関するワールドレポート（2015年）

を維持することができる（図3）。例えば，「高齢者の身体機能が限られていて
も，抗炎症薬や福祉機器（杖や車椅子やスクーターなど）が入手可能で，近く
に安価で使いやすい交通機関がある場所で暮らしていれば，買い物はできる」[6)]
のだ。レポートでは，「機能的能力」を，「自分が重要と考えることを実行でき，
望ましい状態であることができるような，健康に関する特性」と定義している
が，この考え方は障害者にも適用できる。

3　ヘルスプロモーションと環境

　ヘルスプロモーションとは，WHOがオタワ憲章（1986年）で提唱し，バン
コク憲章（2005年）で再提唱した健康づくりの方策で，「人々が自らの健康と
その決定要因をコントロールし，改善することができるようにするプロセス」[7)]
である。「オタワ憲章」では，ヘルシーシティ（Healthy City）という概念も取
り上げられている。疾病を予防し健康を推進することは個人の力だけで実現で
きるものではない。環境条件を整える過程が重要であり，それを都市という場
（setting）において総合的に取り組んでいこうとするもので，ヨーロッパを中
心に活動が広まり，オタワ宣言として採択されている。

　ヘルスプロモーションの概念は，球を転がしながら坂道を上る図として紹介
されることが多い（図4）[8)]。この図で，球は健康に関わる危険因子の大きさを

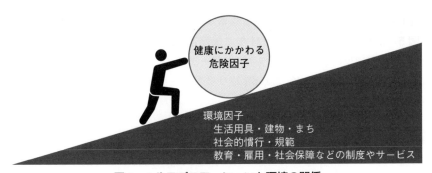

図4　ヘルスプロモーションと環境の関係
島内憲夫，鈴木美恵子 2018，2019（改編）を参考に作成

表し，坂道の勾配はその人を取り巻く環境因子の影響の大きさを表す。球の大きさが小さいほど，また坂道の勾配が緩やかなほど，坂道は上りやすくなる。つまり，病気や疾病などの健康課題が少なく，取り巻く環境が健康を阻害しない良好なものであるほど，健康を維持し続けることが容易になる。

　坂道の勾配にあたる環境因子は，裏を返せば社会的障壁と呼ぶこともできる。社会的障壁は，物理的な障壁，制度的な障壁，文化・情報面での障壁，意識上の障壁の4つに分類することができる。物理的な障壁には，例えば，生活用具や住まいやまちなどの使いにくさがある。各種生活用品が障害のある人にも利用しやすい形状や機能を備えている，移動やコミュニケーションなどを支援・代替する福祉用具が利用できる，住まいやまちがバリアフリーで車いす利用者や視覚障害者の移動や生活が円滑にできる，という環境であれば，心身機能に多少の弊害があっても日常生活や社会参加は可能となる。

　さらにこの図は，球を押す側の要因も重要であることを示している。図4では人物は一人しか描かれていないが，押す人間が増えればそれだけ坂道を上る助けになる。一緒に球を押すことはもとより，球の効率的な押し方や坂道の上り方等の助言を受けたり，周囲から応援の声を受けたりすれば，一人で押すよりも効率よく早く上ることが可能になる。つまり，家族や友人や知人，あるいは専門家らが力を添えたり言葉をかけたり見守ったりすることは，ヘルスプロモーションの増進につながるのである。

4　バリアフリーとユニバーサルデザイン

　住まいやまちなどの物理的環境を障害者にも使いやすいものにすることを，一般に「バリアフリー」という。バリアフリーとは，文字どおり「障壁を取り除く」ということである。　戦争から帰還した多くの傷病兵が社会のバリア（障壁）に直面し，その解決に向けて1960年代の欧米先進国の建築家の間で生まれた考え方である。アメリカでは，1961年に障害に配慮した建築物の整備基準として「ANSI A117.1 Accessible and Usable Buildings and Facilities」が発行されたが，その後アメリカ全土に広まり，現在では国際基準としても参照されている。その後，1968年に「建築障壁除去法」がアメリカで制定され，これが「バリアフリー」が法制化された最初だと言われている。

国際的には，1969年に，「国際シンボルマーク」（図5）が制定された。また1974年に国際連合障害者生活環境専門家会議が「バリアフリーデザイン」という報告書をまとめ，これが「バリアフリー」が世界に広がるきっかけとなった。

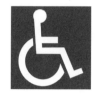

図5　国際シンボルマーク

「バリアフリー」が，高齢者や障害者などのために物理的な障壁を除去することであるのに対し，「ユニバーサルデザイン」は，特別なデザインやあとから改修などを行うのではなく，最初からすべての人が使いやすいようなものを作ることを意図している。障害がある人を想定して配慮を行うのではなく，障壁を生まないための配慮，すなわち予防的視点やヘルスプロモーションという視点から環境を整備することが重要なのである。求められるのは特別な設計や仕様ではなく，誰にでも適応・優先される当たり前の配慮である。

「ユニバーサルデザイン」はアメリカのノースカロライナ州立大学のロナルド・メイス博士が1980年代に提唱した概念である。「高齢であることや障害の有無などにかかわらず，すべての人が快適に利用できるように製品や建造物，生活空間などをデザインすること（「大辞泉」）」であり，ロナルド・メイス博士が掲げるユニバーサルデザインの7原則は「(1) 誰にでも公平に利用できること。(2)使う上で自由度が高いこと。(3)使い方が簡単ですぐわかること。(4) 必要な情報がすぐに理解できること。(5) うっかりミスが危険につながらないデザインであること。(6) 無理な姿勢を取ることなく，少ない力でも楽に使用できること。(7) 近づいたり利用したりするための空間と大きさを確保すること（「大辞泉」）」である。これらはあらゆる製品開発や環境整備に共通して適応されるべき原則である。

身近なところでは，シャンプーに刻まれている凹凸上の印がある。これは，洗髪時に目を閉じた状態でも，触っただけでシャンプーとコンディショナーのボトルの違いが判別できるように工夫されたもので，視覚の障害を解消している。自動ドアや多目的トイレ，交通系ICカードなども，ユニバーサルデザインの例である。いずれも，障害があってもなくても，誰にとっても便利で使いやすい。

ただし，ユニバーサルデザインはすべての人が利用できることを目標としているが，実際にできあがった製品や環境は必ずしもすべての人の利用に叶うものにはならない。例えば，視覚障害者のための視覚障害者誘導用ブロック（一般には，点字ブロックと呼ばれている）は，車いす利用者にとっては通行の妨げになることがあるなど，障害によって障壁となることや対応方法が異なり，一方への対応の術が他方にとっての障壁になることもあるからだ。ユニバーサルデザインの回答は一つではない。あらゆる人を想定してデザインに取り組む姿勢と理念が大事であり，可能な限り多くの人が利用できることを目指し実践するプロセスそのものが「ユニバーサルデザイン」なのである。

5　バリアフリーに関する法制度

　さて，欧米諸国では 1960 年代からバリアフリーの考え方が広まってきたが，日本でバリアフリーの取組みが始まったのは 1970 年代からだと言われている。1971 年に仙台市で障害者団体らが発足した「福祉のまちづくり市民の集い」による車いす使用者らのまちの点検活動，1973 年に仙台市で開催された「車いす市民全国集会」などをはじまりに，全国的な運動が展開していった。

　これらの運動に対して，国は「身体障害者福祉モデル事業（1973 年）」「障害者福祉都市事業（1979 年）」「障害者の住みよいまちづくり推進事業（1986 年）」「住みよい福祉のまちづくり事業（1990 年）」「高齢者や障害者に優しいまちづくり推進事業（1994 年）」など，一連の事業を展開していく。また，1994 年には「高齢者，身体障害者等が円滑に利用できる特定建築物の建築の促進に関する法律（通称　ハートビル法）」を，2000 年には「高齢者，身体障害者等の公共交通機関を利用した移動の円滑化の促進に関する法律（通称　交通バリアフリー法）」を制定し，建築物や公共交通機関のバリアフリー対応整備を進めた。自治体では，1992 年に兵庫県と大阪府が福祉のまちづくり条例を施行し，その後，全国の都道府県で福祉のまちづくり条例が策定された。

　2005 年に「ユニバーサルデザイン政策大綱」が定められ，2006 年には「高齢者，障害者等の移動等の円滑化の促進に関する法律（通称　バリアフリー新法）」が策定された。バリアフリー新法は，ハートビル法と交通バリアフリー法を一体化したもので，ハード面やシステム面のバリアだけでなく，情報や心のバリアなどソフト面に対する施策を充実し，国民の意識啓発や人材育成も推進している。

　2013 年には「障害を理由とする差別の解消の推進に関する法律（通称　障害者差別解消法）」が制定された。この法律は，障害のある人に対する差別的扱いを禁止し「合理的配慮」を行うことにより「共生社会」を実現することを目指している。「合理的配慮」とは，障害のある人にとって障壁となる社会の中のバリアを負担が過ぎない範囲で対応することであり，ハード面・ソフト面の双方の対応が必要とされる。

　2018 年には，「ユニバーサル社会の実現に向けた諸施策の総合的かつ一体的な推進に関する法律」が公布・施行された。同法に基づき，毎年 1 回，「ユニバーサル社会推進会議」が開催され，ユニバーサル社会の実現に向けた諸施策の状況をモニタリングされることとなった。バリアフリー新法も見直しが行われ，2018 年及び 2020 年に一部が改正された。新しく理念規定を設けて「共生社会の実現」と「社会的障壁の除去」を明確化し，ソフト対策をさらに強化してハード・ソフトの一体的な取組の推進を掲げている。また，地域におけるバリアフリーの取組みを強化するため，市町村にバリアフリー方針を定めるマスタープラン制度を創設した。

6　障害者の住まいに対する施策

　ヘルスプロモーションの推進のためには，日常生活や社会参加を促すことが

重要であり，その基盤となるのは住まいである。『障害者白書』（2019 年版）[9]では，身体障害者の 98.3％，知的障害者の 88.9％，精神障害者の 92.8％が在宅者であり，障害者のほとんどが在宅であることから，住宅の環境整備は重要な課題である。

障害者基本法の第 3 条には，「全て障害者は，可能な限り，どこで誰と生活するかについての選択の機会が確保され，地域社会において他の人々と共生することを妨げられないこと」とある。また第 20 条には，「住宅の確保」として，「国及び地方公共団体は，障害者が地域社会において安定した生活を営むことができるようにするため，障害者のための住宅を確保し，及び障害者の日常生活に適するような住宅の整備を促進するよう必要な施策を講じなければならない」とある。

「障害者基本計画（第 4 次）」（2018 年 3 月）には，生活環境，保健・医療，教育等，11 の分野における施策の基本的な方向が記されている。住まいに関連するものは，在宅サービスの量的・質的充実，地域生活支援拠点等の整備，居住支援やサービスの提供体制の確保及び専門的ケアの支援を行う機能の強化，多様な形態のグループホームの整備の促進，精神障害にも対応した地域包括ケアシステムの構築の推進，公営住宅のバリアフリー対応と障害者向け公共賃貸住宅の供給の推進，障害者に対する優先入居の実施や保証人免除などの配慮，民間賃貸住宅等への円滑な入居の促進，バリアフリー改修等の促進と日常生活用具の給付等である。

基本計画に示されている施策のほとんどは，在宅サービスや情報の提供などソフト面に関するものであり，ハード面については公営住宅を含む公共賃貸住宅の供給と日常生活用具給付等にとどまっているのが現状である。先述のバリアフリー新法などの関係法においても，その対象は多数のものが使用する建築物や交通機関等であって，個別の住まいは対象とされていない。

個別の住まいについては，「高齢者の居住の安定確保に関する法律」（2001 年）に基づく「高齢者が居住する住宅の設計に係る指針」に，一般的な設計上の配慮事項が示されている[10]。基本レベルと推奨レベルの 2 段階に分けて，部屋の配置，段差，手すり，通路及び出入り口の幅員，階段，各部の広さ等，床及び壁の仕上げ，建具等，設備，温熱環境，収納スペース，その他の基準が示されている。ただし，身体機能の低下や障害についての個別の配慮は，この指針に示す以外の工夫が必要だとしている。

7　住まいのガイドラインの課題

WHO の欧州支局が 1988 年に発行した健康住宅のためのガイドライン[11]には，障害者のための配慮事項も整理されている。移動の困難を有する者については，スロープの設置や寝室，衛生器具，家具などの適切な改良のほか，寒冷地における血流阻害を予防するための暖房も取り上げている。視力障害者に対しては，色彩，照明，建材表面の質（手触り）などについて，聴力障害者に対しては，防音のほか唇を読むための自然光や人口光を使用した質の高い照明などについても言及している。発作を有する者については，転倒によるケガを防

ぐための安全対策や暖房器具等との接触によるやけどを防ぐための手段，学習が困難な者については，位置が容易に認識できるような配置，精神障害者や慢性疾患患者などに対しては，良好な室内気候や空気質，防音，プライバシーの確保などの提供，アレルギーを有する者に対しては，住居内の埃やダニ，カビ，花粉，化学物質などアレルギーの原因となる物質の除去，などをあげている。

WHOのガイドラインと比較すると，「高齢者が居住する住宅の設計に係る指針」は，いまだ「バリアフリー」という概念から抜けきっていないところがある。もっぱら移動に対する配慮が優先されているが，障害者は生理的機能に対して特別な配慮が必要な場合が少なくないことを踏まえると，温湿度や空気質，光，音などに関する規定は十分とはいえない。例えば脊椎を損傷した障害者の中には，温冷覚や痛覚などの感覚麻痺があり，体をぶつけたり高温のものに触れたりしても痛みや熱を感じないために傷ややけどを負うことがある。体温調節が困難な人も多く，温度や湿度の管理にいっそう配慮が必要である。

WHOのガイドラインには，住宅は健康の社会的決定要因の一つであるという認識がベースにある。一方，日本で取り組まれている環境整備は，「できない」を「できる」ようにするということに終始しているように思われる。環境整備は，活動や参加など生活機能を拡充しより良い健康状態につながるものであり，その目標は，生活の充実やQOLの向上により，よりよく生きること（well-being）を実現することである。

8 環境整備の効果

環境整備がどのようにヘルスプロモーションに貢献するのか，筆者らが実施した障害児の在宅環境に関する調査結果を例に考えてみよう。

移動に障害のある子どもの場合，在宅生活の中で特に介助負担が重いのは排泄介助と入浴介助である。とくに入浴介助は手順が多く，最も負担が重い。筆者らが全国の肢体不自由特別支援学校の児童生徒の保護者を対象に実施した調査[12]では，入浴介助において約6割がヒヤリハットや事故を経験していた。もっとも多いのは，「転倒，転落，滑り」に関連するもので，子どもを抱きかかえた状態で介助をしているときに多発しており，とくに浴室出入りや浴槽出入りの時に発生していた。筆者が，障害のある子どもの在宅環境を調査した際に目にした光景は，親がマンパワーですべての行為をカバーするというものであった[13]。例えば，脳性麻痺等により四肢に重度の障害のある子どもの入浴の場合，寝室や居間で子どもの衣服を脱がし，自らも裸になって子どもを抱き上げて浴室まで移動し，抱きかかえたままの姿勢で洗い場での洗髪・洗体をし，浴槽への出入りをし，浴室から出て体を拭き，そして寝室へと戻り着替えを行う，という行為が当たり前のように行われていた。子どもが成長し身長や体重が増えても，赤ちゃんの時と同じようなスタイルで入浴を続けている光景が見られた。中には，40 kgに近い子どもを一人で抱きかかえる母親や，18歳の娘を父親が介助している事例もあった。入浴介助を容易にするためには，居室から浴室までの通路を整備して段差がなく短い距離で移動できるようにしたり，シャワーキャリーを使って子どもを浴室まで運んだり，シャワーチェアを洗い場におい

て洗髪・洗体をしたり，リフトを設置して浴槽に出入りしたりするなど，住宅改修や福祉用具の導入により環境を整備する方法がある。また，訪問介護サービスや入浴サービスを利用することで，入浴介助の負担を減らした事例もある。しかし，このような環境整備を行う契機となるのは，親が病気やけがで介助ができなくなった，介護負担の重さから体を壊した，子どもの身長や体重の増加で抱きかかえ介助が難しくなった，など介護が限界に達した時点であることが多く，子どもの健康や成長という視点から早期に住環境整備に取組んでいる家庭はほとんど見られなかった。

　一方，福祉用具や住宅改修により環境を整備した家庭では様々な効果が観察された。福祉用具の利用で介助負担が軽くなったことにより，これまで週に2回入浴させるのが精いっぱいだったのが，ほぼ毎日入浴させることができるようになった事例，父親の介助が必要なので父親の帰宅後にしか入浴させることができなかったが，リフトを使うことで母親のみで入浴させることができるようになり，望む時間に入浴させることができるようになった事例，寝室から浴室まで天井走行リフトを導入した結果，子どもが自分でリフトを操作し移動することができるようになった事例，訪問介護サービスを利用することで母親の心身の負担が和らぎ，子どもに笑顔で接する機会が増えた事例などである。環境を整備することによって，入浴という行為が安全でより快適になっただけでなく，子どもの活動が広がったり，母子の心身の健康が回復したりするなどの効果があったことがわかる。

9　ヘルスプロモーションのための環境整備に向けて

　交通事故で脊髄を損傷し車いすを使用している知人が，「私は時間をかければ自分で着替えることができるので，人に手伝ってもらうことはないが，数十分かかるその時間を非常に惜しく感じる。やりたいことはほかにたくさんある。人に手伝ってもらえばわずか数分で着替えられるのだから，本音を言えば着替えは手伝ってもらって，もっとほかのことに時間を使いたい。しかし，『できることは自分で』と自助努力を求められるのが残念だ。」と話したことがある。手伝ってもらって着替えるよりも一人で着替えられる方が身体機能は高いと評価されるが，着替えは手伝ってもらってもそのセーブした時間で読書をしたり執筆したり外出したりできる方が，彼の健康状態にはプラスに働くのである。

　建築士をしている別の知人は，高齢者や障害者の住宅改修を支援している。彼の住宅改修は，移動を安全で容易にするために手すりの設置や段差解消をするだけにとどまらない。近所の人が集まって一緒にお茶を飲んだり話ができるような開放的なリビングやテラスをつくったり，趣味のための書斎や工房の増築を提案したりしている。施主の意向を踏まえて，ADLだけではなくQOLの向上を目指すのが彼の信条なのである。

　障害があっても，活動や参加の生活機能が上がれば，健康状態は向上する。環境整備は活動や参加を促進する大きな要素となりうるものである。求められているのは，障害の補完や解消にとどまらず，ヘルスプロモーションを目指した環境整備への取り組みなのである。

2．ヘルスプロモーションを共有しやすい歯科口腔保健

1　ヘルスプロモーション，障害者等の概念整理

　口腔保健は生涯を通じた対策を必要とし，QOLと関係が深いことからも，ヘルスプロモーションによる活動が求められ[1]，歯科健康教育を超えた概念としてヘルスプロモーションを位置づけている。この概念に至る歴史を振り返ると，①広報活動や教訓的な教育方法を重視するよりも体験学習に積極的に参加する方法を強調する，②歯科健康教育は歯科専門以外の教育学，社会学，心理学の領域から情報を得てきた，③歯科健康教育は単に情報を提供するだけでなく，歯科保健に対する態度を修正し，行動を変容する方向へと変化してきた，④歯科健康教育が一般的なものから，より特異的なものになってきた，ことがあげられる[2]。

　以下に示す口腔保健の特徴[1]から，う蝕および歯周病に代表される口腔疾患の病因と予防方法は比較的確立されているとともに，歯科はヘルスプロモーションを共有しやすい領域であることがわかる。

　1　指標が比較的確立している
　2　疾病の原因と予防手段が明確である
　3　生涯を通じた対策の必要性が理解しやすい
　4　高齢者のQOLと関係が深く理解しやすい
　5　関係機関・団体と連携しやすい（上記の1〜4による）
　6　ヘルスプロモーションを理解しやすい

　そもそも口腔疾患は生活習慣がもたらす疾患であるがゆえに，次に示す健康習慣の獲得により予防が可能といえる[1]。

　1　食習慣（砂糖摂取制限，十分にかむ習慣など）
　2　歯口清掃習慣
　3　セルフチェックをする習慣
　4　定期診査を受ける習慣
　5　歯石除去，フッ化物応用などの予防処置を受ける習慣
　6　早期治療を受ける習慣
　7　義歯を使用する習慣
　8　禁煙，運動習慣，ストレスをためない習慣（休養）など一般的な健康習慣

　実際にこれまで，わが国の予防歯科[3]，口腔保健事業[4]，学校歯科健診[5]にヘルスプロモーションの考え方が取り入れられ，歯科医療における臨床や地域での実践に寄与してきた。

　ヘルスプロモーションでは，健康を人々が幸せな人生のための資源として捉え，ライフスタイルに着眼した支援によって住民が自ら改善できるように環境を整えることを提唱して次を要点としている[3]。

　1　疾病対策から健康づくり対策へ転換すること
　2　健康づくりの主役は住民であること

3 あらゆる生活の場が健康づくりの場であること
4 あらゆる健康づくりの場面に住民が参加すること
5 最終ゴールは健康でなく QOL にあること

これらの考え方を，臨床予防歯科の場面に置き換えると以下のようになる[6]。
1 治療中心の診療室のシステムを予防中心のシステムに転換すること
2 予防や健康づくりの主役はわれわれ専門家ではなく患者自身であること
3 診療室にいる患者だけを見るのではなく彼らの生活の場である家庭，職場，コミュニティも視野にいれて考えること
4 治療や予防のプロセスに患者が主体的に関わること
5 う蝕や歯周病を予防することがゴールではなく，予防を通して患者のQOLの向上に貢献することをめざすこと

　歯科領域における障害者への支援は，平成23年施行の「歯科口腔保健の推進に関する法律」（歯科口腔保健法）で，「障害者，介護を必要とする高齢者その他の者であって定期的に歯科検診を受けること等又は歯科医療を受けることが困難なものが，定期的に歯科検診を受けること等又は歯科医療を受けることができるようにするため，必要な施策を講ずるものとする」が基本的事項に定められ，障害者に対する歯科保健医療の提供が重要な課題として位置づけられている。平成25年には「障害者の日常生活及び社会生活を総合的に支援するための法律」で，地域社会における共生を実現するための社会的障壁の除去に資することが明記され，施設から地域での生活への移行の推進を目指している。併せて，厚生労働省が提起した「地域完結型」の障害者歯科医療を構築するためには，障害者が生活する身近な歯科診療所での歯科医療を受けられる体制と人材が必要となった。すなわち，障害者の利便性を図るため，地域においてシームレスな歯科医療を提供できるかかりつけ歯科医機能を充実させることが必要となった。さらに，自己管理や歯科受診が困難となりやすい障害者の健康維持において，より口腔疾患の予防は重要であり，障害者が十分な歯科保健医療サービスを享受できる地域の歯科診療所の障害者診療への参画が必要とされた。
　平成28年には「障害を理由とする差別の解消の推進に関する法律」によって，自己決定をめぐるパラダイムシフトがなされ，歯科臨床においても意思決定支援に配慮することが求められるようになった。平成30年，障害者基本計画（第4次）の基本的な考え方として，「定期的に歯科検診を受けること等又は歯科医療を受けることが困難な障害者に対する歯科疾患の予防等による口腔の健康の保持・増進を図る取組を進めるとともに，障害の状況に応じた知識や技術を有する歯科専門職を育成するための取組を促進する」としており，各地域の実情に応じてさまざまな取組みが行われている。このように，わが国の障害者歯科は，法整備に基づいた国および地方公共団体が講ずる施策や歯科臨床での合理的な配慮が推進されてきた。
　歯科の領域における障害者の考え方で着目すべきは，いくつかの場面で障害者を「スペシャルニーズ」と表していることにある。これは，障害者歯科の対象を，全年齢層にわたって永続的か一時的かにかかわらず，障害や病気などの

ためにスペシャルニーズを伴っている人に対する歯科保健や歯科治療，専門的な口腔ケア（スペシャルデンタルケア）を行うときに特別な配慮や工夫，知識や技術をもって対応することが必要な人としていること[7]。そして歯科的にスペシャルニーズのある人に対して，そのニーズに合わせた対応（スペシャルケア）を行う歯科の領域を障害者歯科としている[8]。加えて，わが国の学問体系に障害者歯科学があり，障害者歯科の診療部門が存在していることは，これまでの障害児者の歯科保健医療提供体制の構築に大きく貢献してきたといえる。

　口腔は，呼吸，発話，摂食嚥下，唾液分泌をはじめとした機能をもつことから，歯科保健と歯科治療は生命の維持，基本的な生活，人生の基盤の観点から重要な役割を担う。歯科口腔保健法の理念で，ライフステージに応じた歯科口腔保健施策が，これまでの歯科疾患の予防中心の考え方から，口腔機能向上と口腔ケアを柱のひとつとしていることは障害者歯科の領域においても成果をもたらすものと期待されている。2012 年に一般社団法人日本障害者歯科学会が提示した障害者歯科の定義は，「障害者を対象として，障害者の健康な生活を支援するために必要なリハビリテーションを含めた歯科医療を提供するとともに，その人の生き方に沿った口や歯の健康プランを提示し，それを支援する考えを心に置いて障害の特性に配慮した歯科医療を提供すること」としている。つまり，障害者歯科は歯科治療のみならず，日常生活のなかの歯科的支援に対するかかわりを含めた歯科医療をさす。さらに，その専門性は高度な知識や技術を必要とすることではなく，通常の歯科医療を障害のある人の歯科的健康のために供給できることをさす。

　近年，高齢化が進展しているわが国では，高齢者，障害のある人，有病者が歯科を受診することが多くなっていることを背景に，歯科でも今後さらに医療体制や医療連携の必要性が高まると思われる。特に，障害者歯科では，障害の程度や医学的管理，行動調整，歯科治療の困難性などに対応して，地域ごとに低次から高次までの医療提供体制が整備されている。具体的には，一次医療であるかかりつけ歯科医（障害者歯科協力医），二次医療では地域の歯科医師会や自治体が開設する口腔保健センターなど，三次医療は総合病院歯科や大学附属病院があたる（表1）。

　歯科口腔保健法の施行後，各都道府県では「歯科口腔保健に関する条例」の制定がすすみ，条例のなかには「障害のある人・介護を必要とする高齢者が定期的に歯科検診を受けることができるようにする」内容もある。例えば，広大な面積を有する北海道では，受診に数時間を要するなど多大な通院負担がある医療格差を踏まえて障害者歯科対策を推進してきた。北海道全域において心身障害者が身近な地域で一次歯科医療や定期的な歯科健診等を受けられることを目的に，協力医の知事指定を行う「北海道障がい者歯科医療協力医制度」を2005 年に創設した[9]。この制度を軸として，障害のある人が身近なところでプライマリケアを受けることのできるような歯科保健医療提供体制の整備がすすんだ[10]。2009 年には「北海道歯・口腔の健康づくり 8020 推進条例」が制定され，障害者の歯・口腔の健康づくりのための支援が条文に盛り込まれている[11]ように，健康格差縮小に向けた取組みに障害者歯科に重点がおかれている自治体もみられる。

表1 障害者歯科医療体制

医療体制	医療機関	対象と内容
一次医療	個人診療所 （かかりつけ歯科医）	・軽度障害が中心 ・医学的リスクが低い患者 ・歯科相談，高次医療機関への紹介 ・定期検診，口腔保健指導 ・比較的簡単な処置 ・在宅，施設入所者への訪問診療
二次医療	口腔保健センター 障害者歯科センター 施設内歯科	・一次医療機関からの紹介患者 ・中等度障害が中心 ・歯科治療，行動調整，医学的管理が比較的困難な患者 ・入院には対応していない（静脈内鎮静法下，全身麻酔下治療） ・離島，へき地への巡回診療
三次医療	総合歯科病院 大学附属病院	・一次，二次医療機関からの紹介患者 ・重度障害が中心 ・歯科治療，行動調整，医学的管理がきわめて困難な患者 ・全身麻酔下治療 ・入院を必要とする患者

出典：長田豊．地域における障害者歯科．表2-1「障害者歯科医療体制」．日本障害者歯科学会編．スペシャルニーズデンティストリー障害者歯科 第2版．医歯薬出版，p26，2017．

　しかし全体の状況をみると，歯科口腔保健法制定時（2011年）の障害者支援施設及び障害児入所施設における定期的な歯科検診の実施率は66.9%であったものが，中間評価時点（2016年）では62.9%へ減少している（2022年目標値90%）。障害者に対する歯科保健医療については，必要な歯科医療を受けることができる環境整備のために，各自治体でいわゆる口腔保健センターの設置や人材育成等の対応がなされている。しかしながら，都道府県別の日本障害者歯科学会認定医・指導医・専門医数からみると，地域格差は大きく，大都市圏と歯科大学設置都道府県は多い。同時に，障害者千人あたりの認定医・指導医・専門医数の格差の是正の必要性が指摘されている（図1)[12]。

2　障害者のヘルスプロモーション支援活動

　私は歯科衛生士学校卒業後に4年ほど勤めた歯科診療所を退職後，非常勤として歯科衛生士学校と行政で歯科衛生士教育や口腔保健事業に従事した。その時，歯科の専門家としてだけでなく，住民のひとりとして地域で役に立つことがあればと思うようになった。そこで知ったのが，居住の東京都北区で実施している育児支援事業の「ファミリー・サポート・センター事業」と「視覚障がい者ガイドヘルパー（以下，ガイドヘルパー）」だ。地域の子ども，視覚障害者，その家族との時間は5年以上続き，ガイドヘルパーをきっかけに視覚障害者の伴走をすることになった。

　ガイドヘルパーの活動をはじめた頃は，ガイドヘルパー養成研修で習得した基本にそって支援したが，実際に視覚障害者とかかわるようになると応用が求

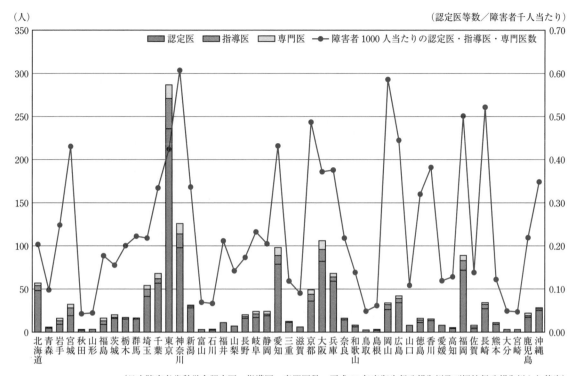

（日本障害者歯科学会認定医・指導医・専門医数，平成29年度衛生行政報告例及び福祉行政報告例より算出）

図1　都道府県別日本障害者歯科学会認定医・指導医・専門医数
日本障害者歯科学会理事長 弘中祥司先生のご好意により提供いただきました。

められる。視覚機能をはじめ視覚障害者の状況は一律でないため，ひとり一人に応じた支援をすることが必要となる。移動に伴う「歩行」をとってみても，支援者が障害者の前方に位置することや支援者のどこを持つか概ね共通するが，歩行速度やタイミングは障害者に合わせる。

　伴走のはなしを受けた際，特別な手技をもたず，安全面での不安をもたずに，「一緒に走ることを楽しみましょう」と即答できたのは，「視覚障害者と走る」ではなかったからだ。伴走はガイドヘルパーの活動の一環ではないため，歩きながら話したり，お店で食べたり，電車やバスでランニングする公園に行ったり，いわゆる日常生活として近隣の知人と同じ時間を楽しむという感覚だった。

　そんななか，歯科衛生士の立場として「歯科保健医療では視覚からの情報を用いることが多い。視覚からの情報が得られにくい方は，どのように口腔のケアをおこなっているのだろう」という疑問を抱いた。歯科臨床時代は，歯垢の染め出しをして「ここに磨き残しがありますよ」と指摘し，「お口のなかを見てみましょう」と鏡で口腔内を観察する重要性を強調した。また，口腔内写真，レントゲン写真，顎模型を用いて説明や支援を行う。一方，受診者からも「ここの歯肉が赤い」「この歯が黒っぽいのはむし歯ですか」「以前治療した金属のかぶせ物を白いものにかえたい」「舌がしろっぽい」などの主訴が少なくない。視覚障害者でなくとも加齢に伴う視力の低下が考えられるが，歯科医療従事者は歯科の治療や保健指導において適切な配慮がなされているのか検証するために調査研究を行った[13]。

　研究対象は，中壮年の視覚障害者である。視覚障害は感覚障害のひとつであるが，視覚の機能は視力，視野，色覚，光覚などから成り，視力の低下だけではない。身体障害者福祉法の身体障害者障害等級表で視覚障害は1級から6級まであり，先天的または後天的な原因があるなかで，視覚障害のある人といっても，背景から程度までさまざまである。一方で，感覚機能障害は加齢に伴う要因でもあり，視覚障害の後天的な原因として緑内障が主原因の一位であることから，誰もが視力低下や視野狭窄などの支障をきたす可能性は高い。実際に，眼鏡あるいはコンタクトレンズ使用者の矯正視力をもって日常生活を送っている者は多数存在し，視覚障害者に限らず視覚機能を考慮した歯科医療および口腔保健の実践は重要である。

　調査方法は，他記式質問票を用いて，対面面接法と電話面接法を行った。調査項目は，対象者の概要として基本属性（性，年代，身体健診の受診状況）と視覚障害に関する事項（手帳交付時の年齢，障害等級，点字修得の有無）を，歯科医療と口腔保健の現状（かかりつけ歯科医の有無，歯科受診時の困難，歯磨き時の困難，歯・口腔の気になること，歯間清掃状況），歯科医師・歯科衛生士への要望を聴取した。

　その結果，かかりつけ歯科医をもつ者は75％だったのにもかかわらず，定期歯科健診の受診者は38％にとどまった。定期的な身体の健診の受診率は81％だったことから，移動や歯科受診の制約（盲導犬同伴の可否や診療時間など）の観点から，定期的な身体健診との同時の実施が有効と考えた。また，歯間清掃の実施率が96％と高率で，視覚を補完する触覚による清掃効果の実感が一因であると考えられた。口腔に関して気にしていることは口臭が最も多く，視覚で把握できないことへの考慮が必要であることが示唆された。研究を通して，視覚障害者がもつ困難の軽減ないし解消のためには，視覚以外の感覚機能を活用した支援であることを実感した。そこで，発展研究として継続して取り組んだのが，視覚障害者への説明用歯科保健教育模型の作製とその有効性の検証である[14]。視覚障害者への模型の触知を伴う歯科保健教育の有用性を明らかにすることを目的に，代表的な歯科疾患であるう蝕と歯周病の進行（「健全状態」「中度疾患状態」「重度疾患状態」の3段階の排列）を示す2台の模型を作成し，成人の視覚障害者17名を対象に，作成した模型の手指による触知を伴う面接を実施した。その結果，対象の約半数が，これまでに歯科疾患の説明を受けた経験があり，その9割以上が口頭のみで行われていた。対象の感想から，模型を用いた教育は「口頭説明のみよりイメージできる」と良好な評価を得た。

3. 耳が聞こえない私と「障害」

1 私たちの考える障害とは

　生まれつき耳が聞こえない私は聴覚障害者とされている。この「障害」とは何かを考えると，実のところ自分が障害を持っているという認識は自分の中には生まれていない。むろん聞こえる人が多数を占めるこの社会において自分は障害者と言われている存在であるという認識はある。

　生まれた時から「耳がきこえない」ということは自分の中で至極当然のことで物心がついたときから自然と自分の中に存在している。しかし「障害」という概念だけは自分の中から誕生したものではなく，自分の外からやってくる。

　聞こえる人をマジョリティとすると私は耳の聞こえないマイノリティの世界で生きている。このマイノリティの世界においては，自分は障害があるのではなく耳が聞こえないという人間である。障害という概念はマジョリティ側が生み出したものであり，マジョリティの中に生きるマイノリティとして自分は障害者となっている。

　教育の過程の中で自分の障害を受け入れるという意味での「障害受容」を何度も言われてきたが，結局のところこれはあくまでマジョリティ側が決めた障害という概念を受け入れるかどうかということである。耳がきこえないことを「障害」と思っていないために自分にとって「障害受容」そのものが理解できなかった。

　自分はただ耳が聞こえない人間であり耳のきこえない人間としてのアイデンティティがある。手話という言語をもち耳が聞こえないことに誇りをもって生きている。その一方で社会が決めた障害者という枠の中で障害者手帳を持ち，聴覚障害者として生きている。わたしたちはこの矛盾を常に抱えながらこの社会を生きている。

　この矛盾をさらに難しいものにしてきたのは，昔から耳が聞こえない人に対して口話を指導し補聴器をつけて聴覚活用を求め，聞こえる人に近づけようとするろう児への教育の在り方だった。手話という言語を否定し，手話を一切禁止して，教育が行われてきた。「耳が聞こえないということは障害である」ということが幼少のころから言われ続けて耳が聞こえないことが悪いことのように錯覚し，少しでも聞こえる人に近づくように手話を自ら遠ざけ，手話を使うろう者のコミュニティに近づかないようにしてきた耳の聞こえない人が多かった。このことで耳が聞こえないことに誇りをもつことが難しかった。

　現在ではようやく手話を言語として見られるようになり，耳の聞こえない人は障害者ではなく手話を言語としたデフコミュニティの一員として捉えていくような考え方が少しずつ市民権を得ている。その一方で生まれてくる新生児に対しては，人工内耳をつけさせて聞こえる人と同じように育てていくべきという昔からの考え方が最近医療現場を中心に再び広がっている。

　私たち耳が聞こえない者は常にこのマジョリティ側の障害に対する見方によって左右される非常にあやふやな立場となっている。マジョリティ側にいる聞こえる人たちに伝えたいことは，障害というのは私たち側ではなくそちら側

が生み出した概念であり，私たちはそれを甘んじて受けながら聞こえる前提で作られたこの社会を生きているということだ。聞こえる前提で作られたこの社会で聞こえない者が生きていくのは様々な障壁がある。この障壁はいわゆる障害者側の問題として見られている。しかしそうではなくこの障壁は聞こえる者が無意識に作っている。ハード面においてもソフト面においても聞こえる前提で作られている社会においては，聞こえない人が生きていくには様々な合理的配慮が必要になる。この合理的配慮はこの社会は聞こえる人だけのものではなく聞こえない人も，聞こえる人が障害者と認識しているすべての人たちに必要な考え方である。

　障害を個性という見方もあるがこれもやはりマジョリティ側が生み出した考え方である。障害の程度や現れ方，種類は一人ひとり異なる。それを個性という言葉でうやむやにしては必要な合理的配慮を行うことが難しくなる。障害は個性ではない。まぎれもなく耳が聞こえないという一人の人間である。聞こえる人たちが自分以外にも様々なマイノリティの人たちがいるということをまずは受け止めていくことが第一歩と考える。

2　誰一人取り残さない地域づくりに向けた提言

　聴覚障害者へのヘルスプロモーションのアクセスは，非常に厳しい現状がある。今の社会は，音声の情報を視覚的に見えるようにする配慮が非常に少ないことである。町の中であふれている音声情報はすなわち耳が聞こえない人には全く届いていない。当然音声による会話も耳の聞こえない人には分からないので，音声情報や音声による会話でのヘルスプロモーションは耳の聞こえない人にとって全く理解することができないということになる。

　テレビに字幕がつくようになったり，音声情報を文字にかえたりなど以前と比べると少しずつ改善されつつある。しかし緊急の情報はほとんどが音声であり耳の聞こえない人にとっては命をおびやかされる問題となっている。その根底にあるのはこの社会の中に音声でのアクセスは難しく視覚によるアクセスが必要とする人たちがいるという認識が非常に少ないということである。

　2011年東日本大震災でのテレビでの政府や行政などによる緊急会見には字幕がなく，手話通訳がほとんどつかなかった。そのことにより耳の聞こえない人たちに情報が届かず命に関わる事態となった事例があった。宮城県が発表した県内の亡くなった障害者の障害別の死亡数を見ると最も多いのが車いすユーザーの身体障害者で，2番目に多かったのが聴覚障害者だった。車いすユーザーの身体障害者の場合は，その時間に介護者がおらず一人となり，物理的に逃げることができなかった。身体的には障害のない耳の聞こえない人は物理的には逃げることができる。にも関わらずなぜ多くの耳の聞こえない人たちが亡くなったのだろうか。それはテレビや無線放送の情報，聞こえる人たちの音声による会話が全く耳の聞こえない人に届かず，津波がせまっているのに逃げなかったからだ。

　「逃げられなかった」身体障害者と「逃げなかった」聴覚障害者。その意味するところは非常に深い。このような緊急事態だけでなく普段から情報格差は

いたるところで起きている。

　例えば映画鑑賞ひとつとっても，耳の聞こえない人たちは気軽に映画を観に行くことができない。その映画に字幕が無ければ楽しむことができないのだ。最近ではごく僅かだが，映画に日本語字幕がつくようになった。しかしそれは劇場が限定されており字幕がつく期間や時間帯も限られていることがほとんどだ。そのため耳の聞こえない人たちは邦画ではなく洋画を選択する。洋画には字幕がもともとついているからだ。同じ日本人なのに日本人が作った映画を耳の聞こえない人たちは観ることができないということがこの令和の時代にも解決されないままになっている。

　このわずかについている日本語字幕はバリアフリー映画として上映されている。しかしこの日本語字幕でさえも耳の聞こえない人たちへの情報のアクセスと言う点では問題がある。バリアフリー映画の日本語字幕というのは，映画が完成して後から日本語字幕がつけられる。そのため日本語字幕をつけるのに文字の大きさや文字数の制約がある。どうしても音声情報と比べると情報量が減ってしまうため，耳の聞こえる人と同じように楽しむことができない。

　バリアフリーという言葉は，その言葉のとおりもともとバリアがあってそれを無くしていくという意味がある。エレベーターの無かった駅は車いすユーザーにとっては大きなバリアだった。その駅にエレベーターがつくとバリアフリーということになる。しかしそういった後からエレベーターがつけられたところは，そのエレベーターが改札口から遠いところに設置されたりなどそこにたどり着くまでに大きな不便を強いられることがある。バリアフリーは必ずしも障害者にとっての環境が良くなるとは限らない。

　映画の日本語字幕も私たち耳が聞こえない人たちにとっては，満足はできなくてもないよりはましという半ばあきらめの気持ちで受け止めている人が多いのではないだろうか。ではどうすれば良いのかというと映画を撮影する段階で日本語字幕をいれることを前提に撮影を行う方法が考えられる。そうすることによって文字数や文字の大きさの制限を減らして情報量を多くすることができるのだ。これはユニバーサル的な考えで誰もが映画を楽しむことができるようにしていこうという発想で映画を作るということになる。何かを作るときに最初からバリアを生み出さないという発想で作っていくのだ。これを実現するためにはこの社会には耳が聞こえない人がいるということを映画の監督や製作者が常に意識していくことが重要である。駅を新しく作るとき，ビルを新しくたてるとき，などにおいてそこを使うユーザーに制限を設けないということだ。

　しかしこのユニバーサル的なアプローチも難しい問題がある。誰もが使えるユニバーサルを突き詰めるとそれぞれのアクセスが中途半端になってしまう恐れが出てくるのだ。例えば家の中を耳の聞こえない人にとっての情報アクセスを考えて手話が見やすいようにドアをガラス張りにしていつでも視覚的に情報を得られるようにしたとする。耳の聞こえない人にとっては非常に良い環境だが，目が見えない人にとってはこのガラスのドアはぶつかった時に危険なものとなる。目が見えない人にとっては触った時に危険が無くかつそれがドアとわかりドアの開閉がスムーズにできることが必要になる。突き詰めるとユニバーサルでは解決することが難しい。

　誰もが使えるデザインや形というのはある特定の人たちにとっては使いにくいデザインである場合もある。その場合はそれぞれに必要な情報アクセス環境を作るしかない。誰もが使えるというユニバーサル的なアプローチでありながらそれぞれのユーザーに制限を設けずそれぞれが使いやすい方法を作るのがベストであろう。

　さきほどの映画を例にすると最初から耳が聞こえない人がいることを前提に字幕が作られたとしても目が見えない人にはその字幕を見ることができない。目が見えない人にとって映画を楽しむためには音声ガイドが必要になる。しかしバリアフリーのアプローチによる音声ガイドは，もともと映画自体が音声ガイドを入れる前提で作られていないため音声ガイドの情報量が非常に制限される。耳が聞こえない人と同じように目が見えない人にとっても満足はできなくてもないよりはましと考えている人が多いと思われる。やはりこれも字幕と同じように最初から音声ガイドを入れる前提で映画が作られるべきなのだ。

　映画が作られる段階で目が見えない人のために音声ガイド，耳が聞こえない人のために字幕が入るのが前提となって撮影が進められることが求められる。新作の映画が一般公開されたその初日に，目が見えない人も耳が聞こえない人も全ての人が同じ日，同じ時間，同じ場所で同じ映画を楽しむことができれば本当の意味での誰一人残さない地域づくりの一つといえるだろう。映画にしても新しくできる家や建物，駅にしてもそのようなアプローチで作り出されるべきだ。

　その一方で新しいものを作るだけでなく今まであるものを改善していくことも大切でありバリアフリーも今後も必要である。改めて障害者へのヘルスプロモーションを考えるとバリアフリーもユニバーサルも，また個々のニーズに合わせた環境づくりもそれぞれに必要でありそれぞれが共存しながらも，すべての人に届く情報アクセスの方法を考えていく必要があるのだろう。

　耳が聞こえない人の新型コロナウイルス感染症に関する情報のアクセスについて考える。テレビで放映されていた都道府県の首長の会見で新型コロナウイルス感染症に関する窓口の連絡先が書かれたフリップボードが掲示されていた。そこには電話番号が書かれていたがFAX番号やメールアドレスは書かれていなかった。耳の聞こえない人はその窓口にどうやってアクセスすればいいのだろうか？　また同じく会見に手話通訳がほとんどついていない。ようやく今は手話通訳がつくようになったが，その手話通訳がテレビには映し出されないという問題があった。最近手話通訳もテレビに映し出されるようになったがそれまで，耳が聞こえる人と耳が聞こえない人とではどれだけの情報量の差がついてしまったのだろうか。

　首長が情報を発信するときに，その市民の中には耳が聞こえない人がいるということを誰も気づかなかったということが実は何よりも問題なのだ。むろん目が見えない人がいるということも。フリップボードは目が見えない人には見えないのだ。新型コロナウイルス感染症に関する情報は残念ながら耳が聞こえない人にはその半分も届いてない。情報発信する段階で耳が聞こえない人がいるという認識の上で彼らが確実にアプローチできる方法をあらかじめしっかりと準備してそのうえで情報を発信していくことが求められる。

3　障害者へのヘルスプロモーション支援

　医療現場で働く薬剤師として思うことは，耳が聞こえない患者は病院が苦手ということだ。それはやはりコミュニケーションの問題である。耳が聞こえない患者にとってはどうしても病院でスムーズにコミュニケーションをとることができず，そのことで病院に行きたがらない人が非常に多い。手話通訳を連れていくこともできるが大抵の場合は派遣センターに依頼して数日後になり，またその派遣も確実ではない。

　医師とのやりとりも筆談だとこちらが聞きたいことも聞きにくい。また医師も自分がいつも話している内容でも筆談となると簡潔にまとめすぎてしまい情報量が著しく下がってしまう。単なる情報を要約したものの伝達だけに終わり会話のキャッチボールが成立しにくい。

　手話通訳がついたとしても耳が聞こえない人にとっても医師のいう事が理解できないというケースが多い。これはなぜかというと例えば「どうしましたか？」という漠然とした質問に対して聞こえる患者なら自分の状況を話すことができるだろう。それは幼少の頃から医師と患者とのやりとりというものを自分の親であったりテレビであったりなど様々な媒体を通して耳にしている。その積み重ねの中でどのように聞かれるのか，どのように答えればいいのか自然とわかってくる。耳が聞こえない人の場合耳が聞こえないことで幼少のころから情報が全く入ってこず積み重ねが出来ないままに成人となるケースが多い。そのため自分が成人となっていざ医師とコミュニケーションをとろうとしてもどのようなやりとりをすればいいか想像できず，手話通訳者がいたとしても何も言えないまま，何も聞けないままに終わってしまうのだ。障害者へのヘルスプロモーションの支援は今その時だけでなく耳の聞こえない子どもに対しても行っていく必要がある。幼少のころからヘルスプロモーションを受ける経験を積み重ねていくことで，成人になったときにより必要なヘルスプロモーション環境を自ら築いていくことができるだろう。

　医師との診察室だけでなくレントゲンなどの検査の時も技師の指示が見えなくて分からないという事態や採血のときも検査の時もありとあらゆる場面で相手の言っていることが分からないことによる情報の損失はかなり大きい。

　さらに入院したときの耳が聞こえない人への情報アクセス環境は非常に脆弱である。それだけでなく周りとコミュニケーションが全くとれずに孤立してしまい，ただベッドにいるだけの時間が耳が聞こえない人にとっては大きな苦痛でもある。情報が入らないだけでなくコミュニケーションが思うように取れない環境に長く居続けることは想像以上に精神的な苦痛をうける。診察時ならまだしも入院中は手話通訳を毎日長時間来てもらうことは難しい。そのため手話通訳がいない時間の方がはるかに長い。

　医療関係者の多くはマスクをしているがこのマスクが耳が聞こえない人にとっては大きな壁の一つだ。表情が全く見えずに何を言っているか想像することすら難しい。新型コロナウイルス感染症の影響で病院だけでなく今では町中のほとんどの人がマスクをしている。表情が見えないということは耳が聞こえない人にとってはコミュニケーションが全く取れず町の中でも孤立を感じてし

まうのだ。

「手術室には手話通訳者が入ることができない」ということをどれだけの人が知っているだろうか？ これは衛生上の問題も絡んでくるのだが，何よりも手術前という患者にとって一番不安な状況で耳が聞こえない患者はとくに手話通訳もなく，コミュニケーションがまったくとれないままに手術が始まるのだ。

医療現場だけでなく耳が聞こえない人にとってヘルスプロモーションのアプローチが非常に弱く，情報量が少ないため間違った情報や少ない情報で誤解してしまうことも多い。

耳が聞こえない人に対する情報アクセシビリティをヘルスプロモーションの中に取り入れて，誰もが自分の健康に関心をもち必要な情報を確実に受け取ることができる環境の整備が必要になる。耳の聞こえない人のヘルスプロモーションに関する情報は少ない。そのことは自分の身体に関する関心の低さに繋がっている。一方で情報が少ないために簡単にその情報を信じてしまう傾向もある。その情報が自分にとって必要なものかそうでないものかそれを判断する情報材料自体が入ってこないため，判断することが難しい。それゆえにその情報をそのまま鵜呑みにして間違った方法を取り入れてしまい結果的に自分の身体を守ることができない状況に陥ってしまう。

そもそも身体に何からの不調を感じた時に病院にいくことを選択したがらないということは，単なる情報不足の問題だけではない。自分のヘルスに関心を持てないということは想像以上に危うい。改めて耳が聞こえない人へのヘルスプロモーションの支援を考える時，もっとも難しい問題は耳が聞こえない人自身がそれほどヘルスプロモーションの支援の必要性を感じていないということだろう。多くの場合ヘルスプロモーションの支援を充分に受ける環境がなくそのような経験がほとんどないため，いざヘルスプロモーションの支援をするとなっても本人にとっても充分に理解できないという状況が起きてしまう。これは非常に根深い問題でもある。

ヘルスプロモーションの支援を耳の聞こえない本人が望むかどうかに関わらず耳が聞こえない人にとって当たり前にそれを受けることができる環境を築いていくことが大きな第一歩であろう。この積み重ねの中で耳が聞こえない人自身がようやく自分が置かれた状況を客観視し，自らヘルスプロモーションの必要性を感じ，自ら求めていくようになっていくことが求められる。

耳が聞こえない人へのヘルスプロモーションの支援は，お互いにその支援の意味やなぜヘルスプロモーションが必要なのかを納得したうえで支援環境を築いていくことが重要であろう。

4 まとめ

耳が聞こえない人とひとくくりにまとめてはいたが，一口に耳が聞こえないといってもその置かれた状況はまさしく千差万別である。耳が聞こえない人イコール手話というイメージを持つ聞こえる人がほとんどであろうが，実際のところ耳の聞こえない人の中で手話を日常的言語として使用している人たちは全体からみるとほんのわずかである。手話ができない聞こえない人の方がはるか

に多いのだ。

　障害認識についても実のところその認識のされ方もばらばらである。自分を障害者と思っている人や，障害者と思わず聞こえる人と同じと思っている人，障害者ではなくろう者であると思っている人などその耳のきこえの状態や育った環境によって大きく変わっていく。

　改めて耳が聞こえない人のヘルスプロモーションを考える時，耳が聞こえない人というひとくくりでまとめられるようなものではなくそれこそ一人ひとりに合わせてその人に合った支援方法を，支援する側と支援される側が時間をかけて一緒に築いていくことが求められる。

　何よりも社会の中で様々な耳が聞こえない人がいるという認識を広め，その認識の上でそれぞれの耳が聞こえない人にとっての情報のアクセス方法とは何なのか，それぞれに必要とされるヘルスプロモーションの支援とは何なのかを考えていくことこそが，ヘルスプロモーションの支援においてもっとも重要な問題となるのではないだろうか？

4. 看護師をしていた頃の私へ

　私は，9月生まれの60歳，還暦を迎えています。看護師として臨床を9年，看護学校の実習指導員を7年，他には美容外科に1年，訪問入浴なども経験しました。子供は4人います。二世帯同居で，義父を看取った後，義母の認知症の介護もしてきました。義母は認知症が進み今はグループホームにお世話になっています。

1　発症からの日々

　家族のことが一段落して，文字通り第二の人生の始まりと希望を持ってこれからの未来を楽しみにしていましたら，還暦の誕生日が過ぎたあたりから徐々に歩けなくなり，令和2年2月にALSと診断されました。まさか自分の身にそんなことが起こるなんて全く考えもしませんでした。

　刺激伝導検査を受けた1月に検査入院を勧められ，その時点でALSの可能性もあるとドクターから言われました。その日から入院までの1か月半は不安と恐怖に苛まれていました。ネットでALSを検索しながらも迫りくる恐怖に背を向け，私が10万人に数人という希少な難病になるわけがないと全力で否定しつつ最悪の事態を考えずにはいられませんでした。

　外でつまずき転倒し自分では起きようとしても立てず，偶然通りかかった人に抱き上げて起こしてもらい助かりました。しかし，それ以来，外に行く自信を失い家に閉じこもる日々がつづきました。昼寝をしたいわけではないけれど，やれることが限られて，この状況から逃げ出したくて目をつぶります。でも，起きたときの虚しさは半端なく，ただ時間が過ぎただけで，はた目からすれば「少し休めたらよかったじゃない」と見えるかもしれませんが，そうじゃない！ALSの恐怖が増していくだけです。こんな気持ちはうまく説明できないし，誰にも理解されず虚しさが私を生殺しにしていく，そんな毎日が続きました。

　脳神経内科に入院，様々な検査をして審判は下されました。告知によりALSであることがはっきりして，やはりそうかと落ち込む反面，病気を家族と共有でき，少し落ち着くこともできました。告知後は，担当ナースのお世話になりながら，今後の情報収集のために院内のナース兼ケアマネージャーさんから色々お話を伺ったり，ドクターから臨床研究の参加を頼まれたり検体を採取されたりしながらの入院生活でした。臨床研究については拒否される方もいらっしゃるそうです。その病名を初めて聞く患者さんの心境を察するに相当のショックは否めない，ALSは治療不可能な難病だと詳細を医師から知らされるわけですから無理もないことでしょう。

2　看護師さんとの関り

　私の受け持ちの看護師は30歳で病棟ではベテランのナースでした。入院中，勤務は数日しかありませんでしたが，時間の許す限り一緒にいてくれました。

お互いの看護観について話したり，新人が仕事のやりがいを見出す前に辞めてしまって，なかなかスタッフが定着していかないことなど一緒に考えたり，色々な話をしました。退院が決まった後，夜勤明けで訪室してくれた時は，もうそれで最後でしたからひとしきり話して別れを惜しんで泣いてしまいました。十分に私に寄り添ってくれたナースに出会えたことに感謝するとともに，それが私にとって大きな救いになりました。時間の長さではなくて，寄り添って関係性を築いてくれたことにプロとしての姿勢を感じありがたく思いました。

　もう一つ私にとってとても気になることがありました。告知を受けた日の夜，その日の担当ナースから「何かあれば何でもおっしゃってください。なんでも聞きますから。私たちは聞くことはできるので」と言われて違和感を覚えました。何を話すの？聞くだけ？そんな重いこと受けとめられるのでしょうか。不安の表出を促すルーティンだったとしても，彼女は私の状態をどうアセスメントしたのか気になりました。もし不安を一方的に表出されたらどう受け止めるのだろうか。患者さんによっては恐怖でパニック状態になるかもしれない。アセスメントとリスクマネジメントどう解釈したのか。彼女の頭の中を覗いてみたいと思いました。もしそれが看護師としてとるべき態度とか姿勢と思っての声かけならば患者さんとの関係を仕事の手段にしてはいないでしょうか。

　「大丈夫ですか？」と気持ちを確かめて，「近くにいます，何かあればいつでも呼んでくださいね」と寄り添う姿勢を表してもらえたら有り難かったかなと思いました。

　看護職の皆さんは，日々煩雑な業務に従事されていることと思いますが，患者の真の痛みや辛さを分かりえないことを前提にして，情報を共有した患者さんに寄り添い，その専門知識をもって患者さんが今自分を必要としているのか，セルフができていて見守りだけで大丈夫なのか，その見極めを重要な仕事の一つにしていただきたいと思います。もちろん現在もされていることとは思いますが，一方向に感じます。患者側からもアクセスできるもう一方向，双方向性であってほしいと思います。

　私の好きなドイツの哲学者カントの言葉に「自らの人格と他者の人格にある人間性を目的として扱え，いかなる場合も手段としてはならない」というのがあります。ご存じの方もいらっしゃるかと思います。

　他者を手段として扱う行為は，他者の自由を否定すること，自らが自由な存在であるためには他者も自由な存在として扱わねばならないとカントは言っています。患者さんの人間性を目的として扱うとはどう接することでしょうか？プロの医療従事者には，方法論ではなくプライマリーケア的なかかわりを私は期待しています。

3　支えられて

　退院後，ALSという大きな闇に飲み込まれそうになりながら鬱々と毎日を過ごしていました。早々ケアマネさんの決定や保健師さんの訪問など，私のため

に動いてくださる方々に感謝しつつも，近所の人や友人に病気のことを知られたくなくて心を固く閉じていました。このまましばらくはまだ杖歩行で動ける状態が続いてくれると思っていましたが，現在告知から約7か月，症状は進行して要介護2となり，すっかり車椅子生活となりました。どう歩いていたか，どう動けていたのか，意識せずに動けていた頃の体の動きが今はもうわかりません。

　看護の現場で，私は患者さんを理解したいと努めてきたつもりでした。しかし，実際に難病になってみて，今の私の状態はその当時の私には到底理解できなかったと思います。

　難病により失っていく体の機能，もはや回復はなく試練の先に命の終わりが来るという将来のビジョン。ALSの症状が進んで寝たきりになったときの自分を想像したとき，今後長期にわたって家族の厄介者になるだろうことへの不安，自分の訴えが理解してもらえるのか，先々家族による介護はお互いが疲弊してしまうだろうことなど，まだまだ始まったばかりの闘病生活には初期から多くの不安がありました。世の中からはみ出したように感じて下を向いていた頃，私を引き上げてくれたのは，心配してお便りをくれた人や，会いに来てくれた人，話を聞いて一緒に泣いてくれた友人，ALSのオンライン交流会を教えてくれて私の世界を広げてくれた保健師さん，迅速に対応してくれるケアマネージャーや福祉用具のスタッフ，そして，ご縁があってメールのやり取りをする中で気遣ってくれた方々の存在でした。このまま閉じこもったままではいけないと私の方からも発信するようになり，私を取り巻く人々とのコミュニケーションが私に勇気をくれました。ほんとにありがたく感謝しています。

　幸福度の高い国ブータンの人たちは，貯蓄をほとんどしていないそうです。将来に不安はないのか聞くと「いざという時は助けてくれる人が50人はいるから大丈夫だ」といいます。日本はかつてあった大家族や向こう三軒両隣的なコミュニティーも今では核家族化で希薄化の傾向があり，困っていてもなかなか伝わらず，その内情を知る人も限られプライベートとなりやすい現状があるように思いますが，ブータンの［50人］現在の日本では包括支援のシステムが補ってくれるのかもしれません。状況に応じた適切な支援は患者にとって本当にありがたいものです。ALSになった私にはどれだけ助けてくれる人がいるだろうか。まだ50人には遠いけれども，今はご縁を紡いでいけば50人行けそうな気がしています。

4　プロフェッショナルとして

　医療従事者の言葉で私の心に残っていることがあります。放医研でMRIとPETの臨床研究に参加した結果を説明してくれたドクターの言葉です。初めてお会いしたにもかかわらずとても納得できたのは，医療の限界を含め真剣に私に向けて語ってくれたからかもしれません。「あと100年後，今生きている人は皆，間違いなく土に返っている。病気がどうなのか，治せないのかということに執着せず，今をどう生きるか，残された時間をどう有意義に自己実現し

ていくか，そのための一歩一歩を歩んでほしい。前を向いてこれからを生きて
ほしい」と話してくれました。いつか研究成果が実を結びALSは完治できる
病気になるかもしれませんが今はまだその時期ではないのでしょう。私含め
ALSの患者さん達は有効な治療薬が開発されて実用化されることを諦めてはい
ませんが，ドクターの言葉は私に残されている人生を病気にとらわれすぎず，
有意義に生きていくために前を向こうと思わせてくれました。

　医療従事者との関わりを考えた時，その時どれだけ真摯に向き合ったかとい
うことはとても大事なことだと思います。私は医療従事者に対して，縁があっ
た患者さんに寄り添うことをためらわないでほしいと願っています。患者さん
達は不安で不自由な身でありながらセルフでできることは十分に頑張っていま
すし時に心折れて辛いときがあっても自分を励ましながら何とか気持ちを立て
直して毎日を過ごしています。患者さんと接する時間的な長さではなく，ヘル
プを求められた時いかにそのことに応じられるか，体や心の変化や表出してい
るサインに気づけるか，その人にとってもっとも近い理解者でいて，変化に気
づき対応できる存在でいることを諦めないでほしいと思います。ある難病の方
の言葉です。「私たち介護保険利用の難病の人に業務的ではなく人として寄り
添ってほしい。病人でもあるけれども人なので」。

　私も一難病患者として，看護職の皆さんが患者さんの今に親身になってくれ
る医療者であってほしいと願いますし，これからそうなっていくことを期待し
たいです。それが患者の願いであり望んでいることです。この病気を患って相
手の反応を見た時，ALSになった私を見ているのだなと感じることがあります。
私は機能を失うことの辛さを知ってほしいし，前を向いて頑張ろうとしている
私を応援してほしい，ときに病気に飲み込まれそうになって辛いときは寄り
添って辛い気持ちを吐き出させてほしい，病気ではなくて私を見てほしい，そ
う思います。看護師をしていた頃の私に伝えたいです，それが患者さんの願い
だと。今後ますます包括支援を通して患者のサポートを「手段とせず目的とし
て」寄り添う存在になっていただけることを皆さんに期待しています。

5. これが俺のスタイル

1 病気と笑顔の遺伝

　自分は，約10年前の2009年に，脊髄小脳変性症の確定診断を受けた。母も脊髄小脳変性症だったので，遺伝しているだろうということはわかってはいたが，やはりその時のショックは強かった。以前に「1リットルの涙」と言うドラマを見ていたが，脊髄小脳変性症が遺伝するかどうかもわからなかったので，母の病気に対してそんなに興味がなかった。自分も症状が出て，この病気が遺伝するのか調べたり，病院に行って「母が脊髄小脳変性症なんです」というと，「じゃあ遺伝じゃないですか」とか「恐らく脊髄小脳変性症でしょう」と言う診断しか下らなかった。それが2〜3年続いて，自分自身それでは納得がいかなかった。主治医に「もう恐らく自分でも分かっていますけど，何かちゃんとした診断が出来ないものですか？」と聞いたときに，「遺伝子血液検査があるよ」って言われた。「もう全て受け入れるからやってください。『恐らく』や『多分』じゃもう嫌だから，確実な診断名をください」と言って検査を受けた。そうしたら，やはり案の定，遺伝していた。

　脊髄小脳変性症の確定診断を受けたショックは強く，一時は動転した。ハチャメチャな気分になって，どうしたらよいのか分からなくなったが，「この病気と，どう生きるか」と考えるようになった。なぜかよくわからないが，悲観的にならずに「この病気になったんだ，どうしようか」という後ろ向きな考えよりも，「この病気になって，どうやって生きていこうか」といういう形で考えるようになった。誰も，なりたくて脊髄小脳変性症になったわけでもなく，なりたくてもなれるものではない。だが，現状は難病という治療薬も治療方法もない。それを受け入れて，認めて，開き直りではなく，今後の人生を全うしようと思った。治療薬，治療方法が生まれるまで，笑顔で楽しもうと。

　人は—長短はあるが—この世に生を受けてから亡くなるのは，誰でも同じだ。ならばその宿命を後悔しないように生きよう。その考え方になった時に，「ああ，あいつ障害者だからしょうがないな」と，皆に思われるよりも「あいつ，あれで障害者なのかよ」ってびっくりするような形になろうと思った。

　そのために一番大事なのは何かと思った時に，やっぱり笑顔と思った。母から病気は遺伝したが，病気だけが遺伝したとは思っていない。笑顔とかも母から貰った遺伝だと思っている。母は，子供には病気の遺伝の事は何も言わなかったが，常にどんなに苦しくても悲しくても「笑顔でいろ」と，自分自身に言い聞かせていたと思う。

　その母も動けなくなって，自ら命を絶った。しかし，葬儀には大勢の人が来てくれて，その時に母の笑顔が作った人脈や母の器のデカさを凄い感じた。母のパソコンに「ハヤト・ヒデトには遺伝してませんように」と，遺されていた。ハヤトは自分で，ヒデトは弟。母が，それだけ遺伝に関して考えていてくれたのかと思い，遺伝しない薬とかあればいいと，初めて思った。しかし，母がこんなに自分たちのことを考えてくれていたんだ，そして辛い思いもしても，いつも笑顔でいなくちゃ，と考えていたのだろうとわかった。母は，最後の1年

間は誰とも会う事が出来なかったが，亡くなったという知らせを聞いて大勢の人が葬儀に来てくれた。母の死は，ショックはあったが，母の笑顔のすごさを感じた。

母の姉，叔母も脊髄小脳変性症だったが，叔母も常に笑っていた。「病気だけど，中身は変わらないから，自分は自分なんだから」と笑っていた。母の死後，15～6年前に叔母は脊髄小脳変性症を発症して，去年亡くなった。病気の遺伝も発症の時期も色々だが，笑顔も確実に遺伝している。

2　やさしさと思いやり

話は遡るが，母が発症した頃，ごく普通の場所で何の障害物や段差もないのに，ふらついて歩いて転んだりして，わざとやっているようにしか見えなかった。そんな母に「ふざけんなよ！」とか「何やってるんだよ！」とか，文句を言ってしまった。自分が健常で普通に動いているから，「なんでこんな所で転ぶんだよ」とか言って。でもそれは，一生懸命歩いている母にとっては―こういう状態になって考えてみると―そういう風にいってしまったのは，ショックだったろうと，すごく考えさせられた。

母に「あんたは優しさはあるけれど，思いやりがないね」と言われた事がある。当時はそんな事は深く考えもしなかった。実際は凄く重みのある言葉で，例えば，誰かが手を切ったら「大丈夫？　大丈夫？」とか，「病院に行かなくても良いの？」と，口で言う優しさよりも，そっと絆創膏を出してあげることが，思いやりなのかと，最近は思う。まだ答えも出ていないが，母はそういう事を伝えたかったのかと思う。

母の症状が進んで，トイレにも行けなくなった時に，ベッドの脇に簡易トイレ―工事現場にあるようなトイレを置いた。母に「そこまでなら行けるでしょ。そこのトイレ行けばいいじゃん」と言った。「もし出来なかったら，俺が助けてあげるから」とも言った。しかし，よくよく考えたら，今まで動けない母に文句を言ってきた自分が，母を助けるはずも出来るはずもなかった。多分やらなかったと思う。母はきっと「そんなこと言ったって，あんたにはわからないでしょ」と思っていただろう。後になって，自分の症状が出て，優しさと思いやりについて，すごく勉強になったと言うか，気がついた。

3　病人ではなく，名前を持つ個人として

母には「脊髄小脳変性症の人」とか「難病の人」ではないということを気づかせて貰った。皆，性別も違うし，名前もある。「脊髄小脳変性症の佐久間」ではない，母ならば「佐久間ヨウコ」だと言っていた。そういう形で，個性とか個人名をはずして「難病の人」と扱われて苦しんでいる人が大勢いる。だから，自分はもう「脊髄小脳変性症の人」とか「難病の人」とは言わないようにしている。

そんな母の言葉を聞いて凄く勇気を貰った。母も祖父からの遺伝だったと思うが，祖父の時代は病名は分からなかったらしい。脊髄小脳変性症という病気

があることもわからなかったし，パーキンソンかもしれないという曖昧な診断で亡くなっていった。そして，母と叔母に―そして案の定―自分に来た。まだ弟のヒデトと叔母の息子―従弟には症状が出ていないので，それで終わってくれればと切に思っている。それは，母からの伝言でもある。

4　出来るか出来ないかではなく，やるかやらないか

　病名が確定して，少しハチャメチャになったが，それでも悲観的にはならなかったのは，母の笑顔を見ていたことと，逆に母のようにはなりたくないと言うのもあった。自分で逝く勇気もないから，もがいてやる，というような気持ちがあった。自分の中で，もがけるうちはもがいてやる，という気持ちだった。

　症状が進んでいくと勉強もできなくなるから，最後に勉強してやろうと思った。症状の一つとして眼振があって，目が揺れるから，字を読んでも何行目を読んでいるのか自分でも分からなくなってしまった。授業中も黒板の字が読めなくなり，字も書けないし，ミミズのはったような字になってしまうし，もう全然ダメだった。しかし，最期に勉強してやろうと思って，宅建の勉強をした。

　当時，不動産の先輩がいたので，宅建の勉強ができるかどうか，相談した。そうしたら先輩に「ふざけるな」といわれた。「そんな事俺に聞くな，自分の事だろ」と怒られた。「出来るか出来ないかじゃなくて，やるかやらないかだろ」と言われた。確かにそうだと思った。それで宅建の勉強をしてやろうと思い，先輩にも参考書などを貰って勉強した。これで字を読み書きするのも最後だと思って，毎日図書館に行って勉強した。その頃は，もう仕事もやめていたし，何もしていなくて時間もあった。しかもまだ，車いすでなくて杖で歩いていたから，勉強できるかと思って取り組んだ。参考書も読める所は読んで，何回も繰り返して勉強した。宅建の試験に受かった時には最高にうれしかった。

　眼振はありながらも車の運転も常にしていた。眼振の症状は焦点が合わないが，片目をつぶって焦点を合わして運転していた。しかし，視力も落ちてきてしまって，人を轢いてしまってからでは遅いと思い，もう運転はやめて免許も返納した。今は，調光付プリズム眼鏡という勝手に焦点を合わせて，紫外線が当たると黒い眼鏡になる眼鏡をかけて字を書いたりしている。眼鏡をかけ慣れてないから，目頭が痛くなって，あまりかけてないが，一応常に持っている。

5　助けは必要だが，気持ちや心は対等

　杖で歩いていた頃，痴漢騒動があって，杖に対する考えを変えた。折り畳みの杖を持って歩いていた頃，杖を持っているのは恥ずかしいという気持ちがあって，折りたたんでカバンの中に隠し持って歩いていた。駅のホームでフラフラしながら歩いていたら，倒れてしまい，女性を押し倒してしまった。それで，痴漢騒動になった。その女性には怪我もなく大事には至らなかったので，警察沙汰は免れたが，駅長室に連れて行かれた。駅長さんに「なんで杖を持っているのに，杖をつかないんだ？　隠して持っているんだ？　そんなのアピールにも何にもならないじゃないか。持っている意味がないじゃないか。」と言

われた。「今回はこれで済んだから良いけど，もし，それで誰かをホームから落としちゃったり，自分が線路に落っこちてしまったりすることだってあるんだよ。そんな事したら取り返しのつかないことになっちゃうよ」と言われた。ごく当たり前の事を言われて，凄く気付いた。

　ヘルプマークも，平成12年ごろ東京都で始まり，今は全国で出しているが，まだまだ周知度もつけている人も少ないと思う。しかし，仮にこのヘルプマークを持っているからと言って，「席を譲れよ，お前」ということはしたくない。ただ，それに気づいてくれて席を譲ってくれた人には，ありがとうと言いたい。席を譲りたくても周りの目を気にして言う勇気がないとか，言って良いのか悪いのかと迷う気持ちもわかる。

　多目的トイレも，障がいを持っていないように見える人が使っていることがある。自分は，多目的トイレでしか出来ないが，障がいを持っていないように見える人が中に入っていることが結構ある。そういう人は，出てきてから，必ず「すみません」とか「ごめんなさい」とか言う。そう思っているなら使うな，と思うこともあるが，中にはLGBTの人などもいる。男だけど乙女の心を持っている人は女性のトイレに行きたいだろうけど，変な騒ぎになるから多目的トイレを使うのかなと，そう考えるようにした。

　必ずしも助けて欲しい時ばかりではないけれど，助けが必要な時にヘルプマークも役立つ。車いすで生活していると助けは必要だけど，気持ち心は対等でいようと思って生活している。

6　やっても無駄か，まだまだやれるか

　社会との繋がりを保つのに，水泳があった。この病気になって，社会との繋がりがなくなってしまうんじゃないかと思った時に，インターネットで水泳のクラブチームを見つけた。自分は得意なことはスポーツ，体を動かすことしかなかったので，水泳をやろうと思って体験に行った。自分では，余裕で泳げると思ったが，なかなか泳げなかった。一緒に泳いでいる仲間は，片腕がなかったり，足がなかったり，目が見えなかったりとか，皆ハンデを持っていた。その人達がハンデを理由にしないで，楽しく毎回泳いでいた。それを見て涙も出てきたし，自分自身は五体満足ではあるじゃないか，と思って，悲劇の主人公ぶるのやめようと思った。自分だけがどうのこうのという考えを持っているよりも，もっと楽しく動いていた方が，時間が経つのも早いし，嫌な事をやっているよりも，好きな事をやることもリハビリかと思った。

　まだ水泳を始めて間もない頃，2つの思いが生まれた。自分なんか小脳がダメだから，どうせやったっていずれは泳げなくなるんだ，やっても無駄なんじゃないかという思い。一方で，まだ体は動かせるし，高校時代の過去の栄光があるから，過去の栄光でまだまだやれるぞという思いがあった。二つの思いが葛藤して泳いでいた。そんな時に，他の水泳クラブチームに同じ病気の人がいた。その人に知り合うことができて，会いに行ったことがある。その人は病気の進行がすごくて手も足も動かなくて，ベッドの上でじっとして，構音障害で何をしゃべっているのかも分からない状態だった。しかし，何度も何度も繰り返し

「今出来る事を一生懸命，後悔しないようにやった方がいいよ」と言われた。一生懸命話してくれて，今まで出来ていた人が動けなくなって，そんな人に言われて，すごく心に何か突き刺さった。今でも突き刺さっている。あの時のあの言葉があるから，水泳を続けているし，もしあの時，水泳をやらないという決断をしていたらどうなっていたのか，想像もつかない。その人には今でも感謝している。

7　仲間の応援，どよめきと涙

　水泳を続けて，大会では金メダルしかとっていない。2015 年に和歌山で「障害者スポーツ大会」に出ることができ，大会新記録の金メダルを 2 つ取った。次の年の岩手県の「障害者スポーツ大会」では，また違う 2 種目で大会新記録の金メダルを取った。翌年の愛媛大会でも大会新記録の金メダルを一つ取って，もう一つは岩手の新記録は破れなかったが 1 位で金メダルを取った。

　金メダルが取れたのは，仲間の応援があったからと思う。全寮制の高校に行っていたので，全国各地に仲間がいて，声をかければ来てくれた。1 番嬉しかったのは愛媛の大会で，高知県に住んでいる 1 個下の高校時代の後輩がホームページを見て応援に来てくれた。高校を卒業してから 1 度も会っていないのに，寝食を共にして血気盛んな時を一緒に過ごした仲なので，会えばすぐに打ち解けた。そして，「佐久間さんちょっと近寄って良いですか？」って言われて，周りに一般の人が一杯いるのに，手ぶり身振りで「フレー，フレー，佐久間」と，大声で言ってくれた。それには皆どよめきが走って，後になって考えると，皆泣いていた。血気盛んな高校生活を一緒に送っていた仲なので，それは嬉しくて，自分の中では本当に最高の後輩だと思う。大会新記録を出した時も「おめでとう！　佐久間」と言ってくれた。その時は心に沁みたが，よく考えると，「佐久間じゃなくて，先輩なんだから，佐久間さんだろ」とも思った。

　次の年，福井県の大会の時は，障害の区分が重くなってしまった。進行性だから仕方ないとは思ったが，逆に，2 階級制覇を出来ると思った。前の障害区分だと，まだ自分の記録が残っているから，その記録が破られない限りはプログラムにも残るし，福井大会から別の障害区分になるから，またその階級で新記録をためていけば，記録にも記憶にも残る凄い選手になれるかと考えた。平泳ぎは大会新記録の金メダルを取って，クロールは大会新記録ではなかったが金メダルをとった。

　4 年連続で金メダルを取ったが，5 年目の 2019 年の茨城大会では，台風の影響で中止になった。大会の前日になって中止になり，自分の病気は進行性だから半年 1 年後どうなっているのか，泳げるのか，不安だった。しかし，安全第一なので，茨城県の主催者も苦渋の決断だったと思う。大会のホームページも被害に遭われた方へのお見舞も書かれていた。

　2020 年，今年は今年で，コロナの影響で練習は出来ないし，大会も中止になった。今年は鹿児島で大会が開催される予定だった。鹿児島で有名な鶏肉や豚も黒毛和牛も楽しみだったが，結局中止になった。これは，自分に対する挑戦状かと思った。大会が中止になったから，練習してもしょうがないと考えると堕

落してしまう。例え短い距離でも短い時間でも，毎日練習していれば，継続は力になる。

来年の2021年は三重県の鈴鹿で大会開催予定なので，昨年と今年，2019年と2020年の2年間，大会が中止になったのは，三重大会への挑戦状とも思う。まだ，行けるかどうか分からないが，来年は三重の方で頑張ろうと思う。1人で着替える事も出来ないし，自分では何も出来ないが，助けてくれる人が何人かいる。同じチームのコーチや国体のコーチが，私の専属ではなく，他にも手助けが必要な選手もいるが，合間をぬって見てくれる。その人を男にしてやるには，大会記録タイムと金メダルを取ることだと思い，頑張りたい。

8 2年後の為に少しずつ頑張る　障害あるなしに関係ない

昨年と今年，2019年と2020年大会が中止になった2年間は充電期間でもある。自分は，着替えを手伝って貰う点は障がいのない人とは違うが，この2年間が充電期間だとか，2年後の為に少しずつ頑張るというのは，障害あるなしに関係ない。自分は小脳には病気があるが，大脳はしっかりしているから，気持ちはコントロール出来る。だから「どうせ自分には出来ない」と思うより，「例え時間がかかっても手を借りてもやってやろう」と考える。それは障害があってもなくても関係ない，自分は自分だ。病気を持っている自分も，病気は自分の中の一つであって，人生は十人十色，色んな人生がある。その中で自分はたまたま難病だったと思うようにしている。

11月頃に全国障害者スポーツ大会とは別に「日本パラ水泳選手権」がある。全国障害者スポーツ大会は，国のお祭りのように，目指している選手はたくさんいて，各県で持ち回りで開催している。「日本パラ水泳選手権」は，世界基準の大会で，その世界基準をクリアすると本戦に出場できる。個人種目だと全然無理だが，団体種目にリレーがあり，うちのクラブチームも毎年2位とか3位になる。中には毎年1位の所もあるので，そこを負かしてやりたいと思っている。日々，団体競技の楽しさ，団体競技も捨てたもんじゃないという1つの目標に向かって行く。1位を取る事は凄い事なんだ，テッペンから見渡す景色を見てみたい。

水泳大会になると必ず色々な人が応援に来てくれる。その応援を糧に頑張れるというのもあるし，健常者でなくてもハンデを持った同じ仲間でも水泳を十分楽しんでいる人もいる。その人たちは自分が何も言わなくても背中を押してくれる時もあるし，自分が背中を押してあげてる時もある。互いに自然に励まし合いになっていて，それが凄く強くて，本当に感謝している。病気にならなければ良かったが，病気になったから気付いた事もある。人間なんてこの世に生を産まれてから死ぬまで─誰でも死ぬ，長い短いはあるが─その期間をどうやって過ごすかが1番大事だと思う。

自分も格好いい事ばかり言っているが，日々ズボンの上げ下ろしとかも困難になって，何をするにも命がけになってきている。ズボンの上げ下ろしも，ちょっと転んで頭ぶつけてしまったりする。このあとどうやって生活していくのか，難病関連のホームページを調べたりする。ホームページの情報によると，

この先車椅子になるとか，口が動かなくなるとか載っている。車いすに乗らない生活をした方が良いに決まっているが，車椅子になってしまった以上，どうやって生活して自身が楽しく笑顔になれるかを考えている。

9　人生のターニングポイント

　2018年が自分のターニングポイントと思っている。2018年の5月，友人と九十九里にサーフィンに行った。自分は水泳が出来るし，泳げるから水の中に入ればどうにかなると思っていたが，砂浜は車いすが動けず，波打ち際まで担いでもらった。

　パラグライダーも出来なかった。本当はスカイダイビングがやりたかったが，高度4000メートルで気圧も低くなるので，自律神経の問題で体温調節とかがどうなるかわからない。スカイダイビングの会社とも話をしてスカイダイビングは諦めた。パラグライダーも同じような物なので，今やらなければ後で後悔すると思ってやった。来年やろうと言っても出来るかわからない，それだったら今，自己責任でやろうと思って，友達3人くらいで飛んだ。凄い良い経験になった。

　今年，2020年の夏，諦めきれずスカイダイビング行った。あまり遠出も出来ないので，埼玉県の川越にスカイダイビングやっている所があるので，医師にスカイダイビングは可能かどうか尋ねた。医師は「紹介はできないが，私にはやめた方が良いとは言えません」と言われた。それで，遺書を書いて飛んだ。やらずに後悔するくらいなら，やってから後悔したほうがいいと思った。車椅子だと空中で足が風に煽られてバランスを崩してしまうので，足と身体を紐で頑丈に結ばれて身動きが取れないくらいにして，スタッフの人に抱えて貰って何とか飛んだ。爽快だった。「まだ出来るんじゃん」って思った。

　来年は何をしようかというのも，今から楽しみにしている。スカイダイビングやれと言われても，逆に普通の人でも出来ないだろう。やる機会もないだろうし，やろうとも思わないだろうし，そんな怖いこともしないだろうし。俺なんて車椅子でやってんだぞっという自慢にもなる。「だからやれない事なんてないだろ？」と，伝えたい。皆この病気になりたくてなった人なんていない，そう簡単になれる病気ではないし。しかし，自然と皆が助けてくれるし仲間の後押しとかも強い。

10　皆，今日も明日もどうなるかわからない，今出来る事をやるだけ

　現在は障害者雇用で働いているが，就職活動は全部で40社位受けた。面接相手も，得体のしれない病気で雇用しても，どうやったら良いのかも分からないし，ましてや自分だってどうなるかわからない。面接で「この先どうなるんですか？」と聞かれる度に「私にも分かりません」と答えるしかなかった。何社も断られたのちに，もうこれで就活も最後にしようと開き直って受けた面接で，「私は今出来る事を一生懸命やるだけです。皆，今日も明日もどうなるか

わからないじゃないですか。だから，今出来る事をやるだけです」と，どうでも良いやと思って発言した。それが今勤めている会社だった。

　現在の会社に勤めてから7年目になるが，障害者差別解消法も出来，いろいろな配慮もしてくれる。しかし，最近は足の上げ下げが出来ないのでトイレに行くのも怖さを感じてしまう。限界は人に決めて貰うものだと思っていた。もう佐久間ダメだよって。しかし，自分で限界をどこに定めるか，自分で便所に行けなくなったら仕事の限界だと決めることにした。それ以上働いても，例えいくらかは仕事が出来るとしても，皆に気を使わせてしまうだけだ。そんなことは関係ないと言われればそれまでだが，大脳がしっかりしている分，そういう気持ちも結構強い。初めは社会との接点を持ちたくて会社に入ったが，病気が進行するにつれ，皆に気を使わせたくない思いも強くなってきた。ただし，諦めたわけではない。最後までもがこうと思うが，もがき方が変わってくるようだ。

11　もがいている人間がいることを胸に刻んでほしい

　自分の事は忘れてしまうだろうが，この病気で悩んでいたり，一生懸命に生きてもがいている人間がいることは皆さんの心に刻んで頂ければと思う。自分の知名度のためではなく，自分の時は解決策がなくても，今後のために胸に刻んでほしい。医療従事者や介護や看護の学生さん達に生の声としてこれからは，届けていきたい。インターネットで調べれば，障がい者や難病（脊髄小脳変性症）のことは出てくるが，生の患者の声などを見たことありますか，と聞きたい。実際は見たことない方が多い。こんな事で苦しんでいるんですよ，普通に見えるかもしれないけど，全然普通じゃないんです，という事を伝えて行けたらと思う。それで何かを感じてもらいたい。感じることが出来ると思うし何かを伝えられるんじゃないかと思う。

　2020年11月に，講演に立候補させて頂いた。全国各地には約4万人の患者がいるが，患者会に入会しているのは全体で1万人に満たない程度で，残りの3万数千人位は皆どうしたら良いのか？　今日の明日を悩んでいる人が大勢いる。陳情や薬の開発などの研究をしてくださっている先生もいらっしゃるが，今日の明日を悩んでいる人は，どこにどう相談したらよいのか分からないという人が大勢いる。

　この講演はコロナのためにリモートだが，パソコンの操作1つで，今日の明日を悩んでいる大勢の人達と，今まで出会えなかった人と仲間になれる。この病気にならなければ知らない人だし，病気や相談事などは何を言っているのか全然分からなかったが，地方の患者会に入会することが困難な遠くの人達ともリモートで繋がれる。地域はもはや関係ないので，何でも良いから話をして，僕たちは仲間なんだよって伝えたい。仲間なんだから様々な事を共有できる。そして笑いあえる。同じ患者の佐久間勇人と思って仲間だと自信を持ってもらいたい。

　今後も，全国で一体になって僕たちは仲間だという思いをぶつけられたらと思う。リモートの交流会を始めてから全国で繋がっていけばと思う。いけると思う。

12 全国とつながる 改革へのもがき

　患者会も，歴史があるが，それは凄い事ではない。私の願うことは，この会がなくなる事，それは，つまり病気がなくなることである。難病ではなくなること。患者会の運営も大事な事だが，運営費を集めたり国へ陳情することが患者会の役割である。その患者会を運営していくことは大事だし，どうやってお金を集めていくかも考えていく必要があるが，同じ病気で苦しんでいる人の気持ちを助けることも大事な役目だと思う。決して今それをやってないとは言わない。考えが甘いかもしれないが，在り方を整理しないとも考えてしまう。皆で集まって決めて，これで無理だったら次はこっちの手を考えようと，色々な手が考えられると思う。何かを始めないと何にも始まらない。一人の意見ではなく，皆で出し合った意見だから。その会で運営に携えさせてもらい私自身大きく人間的に勉強，成長させてもらった。

　病気の進行の為，今シーズンで仕事をやめ，前向きに今出来ることを後悔しないようにやろうと思う。自分も患者なので，動けるうちに動いて行きたいと思っているし，やれるのは今しかない。水泳や講演活動などを後悔しない様に精一杯楽しく伝えていきたい。これが5年後10年後だと動けなくなっているから，本当に出来ない。それを何とか打破出来ないかと，気持ちだけは前向きに生きようよって思っている。

13 医療従事者に向けて最後に一言

　ケアマネジャーさんに，自分たちは介護保険の2号被保険者で40〜65歳なので，考えが若いというか高齢者とは違うことを分かってほしい。年配の方ばかり対応されているだろうが，自分たちは年配の方とは感覚が違う。末期のガンやALSも2号被保険者だが，そういう方たちの思いも少しは理解して欲しい。2号被保険者のための勉強会をしていただいたり，末期のガンやALSなど2号被保険者それぞれの患者会もあると思うので，会の代表等と少しでも話してほしい。2号被保険者全部が全部一緒じゃない，皆が皆，高齢でヘルパーを必要としているわけではないことを分かってもらいたい。

　それは看護師さんにも同じ事が言えて，看護師さんにも業務的ではなくて笑顔をお願いしたい。12月に対談の記事が公表される予定だが，その対談をした時に調剤薬局の方3-4人も参加してくれた。その薬剤師さんたちは業務的に調剤するだけではなく，難病の専門の薬セルジストも処方している人がいるが，どうやって話したら良いのかわからなかったと言っていた。患者さんに，3カ月に1度の処方時に，何かしら話をしたいと思っていたとのことだった。それで，その調剤薬局に我が友の会のリーフレットを30部ずつ送った。そうしたら，川口と富山県の人にも渡したという連絡が来て，今度の講演会にも来てくれることになった。ありきたりな調剤薬局ではなく，患者に寄り添う調剤薬局になりたいと言ってくれていた。それで，リーフレットの置き場所まで薬局内に作ってくれて，学生さんにも話す機会を作ってくれた。今はこのコロナ禍で，学生実習も出来ないが，そういう調剤薬局や薬剤師さんにも生の声を聞くと勇気を

貰う。

　薬剤師さんとの対談は，最初はリモートでの対談だったので，自分が車椅子に乗っているのもわからないし，上半身しか映っていないし，しゃべるし普通に笑うし，ちょっと舌っ足らずなのかと，病状がわからなかったらしい。病気の症状を説明して，そうなんだとわかってもらえた。病気でも，皆が出来ない事をやっています！　と伝えたかった。

14　これが俺のスタイル

　11月の講演会は，本当は嫌だった。なぜかと言うと，同じ病気の人でも症状の違う人もいるし寝たきりの人もいる。講演会で何か話しても症状が違いすぎて，「お前だからできるんだろう」とか，そういう風になるのが嫌だった。それで教科書になるのはやめようと思った。自分だって色々な思いはある。でも，生きていればそれが宿命だから頑張っていきましょう！　俺は水泳だけど，1歩でも2歩でも毎日歩く事が素晴らしい事だと思う。継続は力なりではないが，1歩でも2歩でも毎日歩く事で—自分は専門家ではないからどうなるかはわからないが—それを楽しいと思ってやれば「今日365歩目だよ」とか言えれば，毎日楽しいと思う。だからそれを目指して，毎日の1歩2歩，自分だって水泳を毎日することは出来ないから，出来ない事—例えば話をしにくい人なら，毎日「『あ行』を50回」言うことでも良いじゃないかと思う。やり方は色々で，たまたま私は水泳が得意ということもあって水泳に励んでいるが，継続して挑戦することは何だって良いと思う。

　この病気になって悲観してちゃダメなんだと思う。この病気が治らないんだったら，この病気と向き合っていくしかないと思う。これが自分のスタイル。色々悩みもするし，悩んでも強がってしまおうというのもあるが，これで皆が笑顔になってくれればと思う。微笑めば微笑みが返って来る，という母や叔母の言葉を信じて，笑顔でいようと思う。笑顔は，自分のキーポイントになっているから，ここに佐久間がいるぞ，と自分のスタイルを見せていきたい。

第4章

改めて障がい者の文化と，それを尊重したケアとは

本書は編者を含め，計6名が各々の論説を展開してきた。読み進めてこられた読者は，何を感じ取られたであろうか。6名の著者の論説はどこへ向かって収束するのか，戸惑われた方もおられるだろう。今一度，障がい者の文化と，それを尊重したケアについて，振り返ってみたい。

第1章　障がい者の文化を尊重したケア

1.　障がい者・健康とは

まず，障がい者の枠組みを，個人に帰する・社会に帰する・どちらにも属さない立場から示した。そして，第1章では，障がい者当事者の立場を尊重していると思われる倉本の定義を借用することとした。

次に，健康に関する諸説を，看護学を中心に示し，その人の持てる力が発揮できている状態，環境との相互作用があるという面から，第1章の健康の定義を示した。その上で，ヘルスプロモーションと関連付けて，障がい者のヘルスプロモーションを述べた。

障がいとは，健康とは，どちらも唯一無二の答えがあるわけではない。続く5名の著者も各自の立場から，障がいと健康について述べられている。通底するものはあるのか，あるとすれば何か，読者と共に考え続けていければと願う。

2.　文化集団としての障がい者の理解

障がい者を文化集団として理解する一つの視座として，「障害者文化」について，種々の論説を示した。文化に優劣がないという視座に立脚して障害を論ずる立場は，読者には如何に映るであろうか。

次に文化の定義を，看護，文化人類学，社会学の立場から各種示した上で，第1章での文化を定義し，文化の構成要素である生活行動を説明した。そして，文化集団として障がい者を理解する意義を，文化相対主義・多文化主義の視点，文化的ケアの視点から確認した。

それらの所説を踏まえ，第1章における文化集団としての障がい者の捉え方を，マクロレベル・メゾレベル・ミクロレベルで図解した。各レベルの諸要素を諸説や手記を引用しつつ論を進めた。

文化集団として障がい者を理解することを，読者はどのように捉えたであろうか。諸説あってしかりと思う。その地で育まれた価値・規範・行動様式に加え，人生の歩みに彩られた多様な行動様式を認め合う，そのような理解の仕方は如何であろうか。

3. 障がい者の文化を尊重したケアとヘルスプロモーション

　ケアの王道ともいえるメイヤロフをはじめ，各種定義を示した上で，第1章における障がい者の文化に即したケアを定義した。文化は内部者に育まれるため[1]，障がい者の文化を尊重したケアを通じて，マクロ・メゾレベルの価値観・信念・規範と行動様式の変容を促すことにつながる。保健医療従事者も成長させていただいている。

　そして，保健医療従事者が文化に即したケアを実践するための原則や段階を示した。文化を理解するには時間を要する。漫然と時間の経過に委ねるのではなく，原則や段階を踏むことで，些少なりとも円滑な理解に功を奏するであろう。

　実際にケアを提供する際には，文化ケアの保持もしくは推持，文化ケアの調整もしくは取り引き，文化ケアの再パターン化もしくは再構成という3つの方法で行う。尊重するとは，黙認したりいいなりになることとは異なる。謙虚さを持ちつつ，よりその人なりの生活ができる方法を共に考えていくことが肝要であろう。

　逆に，文化に即したケアを，無意識・意識的に阻害するものがある。ステレオタイプ，偏見・先入観・人種差別，自民族中心主義，文化の押し付け等を解説した。後述の早瀬論文，佐久間論文，袖山論文にみられるように，無意識に自文化を中心に行動したり，医療従事者の文化を押し付けていることも多いかと思う。自文化を省察しつつ，共にケアを編み出し，成長し合っていきたい。

第2章　文化に即したケアの展開方法

1. 個別保健指導の事例

　丸谷らが開発した「保健指導方法ABC」について事例を交えて解説した。「保健指導方法ABC」は，アセスメント（Assessment），受け止め（Accept），自己の生活の長短に気づきを促す（Aware），医学的に推奨される生活と対象者の価値観や生活とのバランスをとる（Balance），対象者の目標や価値観へ結びつけ（Connect），対象者の安心感に配慮する（Comfort）という各構成要素からなる。この方法により，対象者が主体的に行動様式を変容し得る，というものである。

2. 地域（メゾレベル）の変容

　「保健指導方法ABC」を通じて，対象者が主体的に行動様式を変容することで，地域（メゾレベル）も変容し得ることを，多様な事例を交えて説明した。このような文化変容を見据えた支援方法は，障がい者を文化ととらえた場合の支援にも応用できると考える。ただし，障がい種別や人生の歩み等も一様ではなく，それぞれの様式に即した支援環境や地域活動を整えていく必要があろう。

3. ABC モデルを応用した障がい者の文化を尊重したケア

　個別支援を通じてメゾ・マクロレベルの文化が変容していくように，支援環境の整備や地域活動の強化を図る方法について，事例を交えて解説した。地域で共に暮らす者として，障がい者の行動様式が理解できるよう，近隣の住民，行政や医療関係者の仲立ちをしていた。

4. 自分の文化への自覚を高めるために

　文化を尊重したケアの前提で述べたように，保健医療従事者は自分の文化を自覚する必要がある。その為の省察方法をいくつか紹介した。
　障がい者をメゾ・マクロレベルとの関わりの中で文化集団としてとらえ，文化を尊重してケアすることで，保健医療従事者はもちろん，メゾ・マクロレベルの文化も変容し得るという見解を述べた。東西文化が融合し発展していくように，障がい者の文化と非障がい者の文化も融合・変容し，新たなものになっていくことを願う。

第3章　ケアをすすめる

　田野は歯科保健，阪東は環境衛生，早瀬・佐久間・袖山は障がい者（と呼ばれることもある）という面から，障がいとは，障がい者へのケアとは，について論じた。文化的な側面から省察してみたい。

1. 環境整備から考える障害者の健康

　障害の表記に関する議論を緒に，「障害」は人に備わっているのではなく社会の側に存在しているという立場から，障がいの概念整理・ヘルスプロモーション・環境整備と論考を進めていただいた。バリアフリーとユニバーサルデザインという聞きなれている文言を，国内外の法制度からシャンプーなど卑近な例まで，理路整然と解説していただいた。障害をなくし，健康の社会決定要因を整え well-being を実現するために，視覚障害者のための手触り，聴覚障害者のための照明等の必要性と効果を示していただいた。
　環境と聞くと，本書 p.10 の生活行動の様式では「安全な環境の維持」を考えがちだが，13 項目すべてに関わることが，阪東論文から読み取れよう。つまり，介助者も含めた「排泄」入浴・浴室への移動という「清潔の保持」「移動」の様式，趣味の空間という「労働と休息」，開放的なリビングでの「意思疎通」「飲食」，良好な空気質という「呼吸」の保証，配置の工夫による「学習」の補助，温度湿度調整という「体温調整」，プライバシーの保護は「性的特徴の表出」にも関わるであろう。安眠のための環境，さらには人生の幕を引くときの居場所の意味もあろう。
　生活環境の一つとしての住宅は，家庭生活のみならず近隣との交流という社会生活も形作る。経済政策というマクロレベルの文化が，都市近郊の高層マン

ション増加⁵⁾と，それに伴う近隣との交流様式というミクロレベルの文化を形作るであろう。効率性重視の一方で，非効率的とも思える伝統的な住まい方を好む地域もある⁶⁾。

阪東論文では，マクロ・ミクロレベルの文化の中で，その人なりの生活が送れるような環境を創りだすという，新たな文化の創造に向けて，環境面から論じていただいた。

2. ヘルスプロモーションを共有しやすい口腔領域

まず，口腔保健におけるヘルスプロモーション，障がい者等の概念整理をして頂いた。口腔は，呼吸，発話，摂食嚥下等の機能をもち，基本的な生活，人生の基盤の観点から重要であることから，疾病や障害の有無に拘わらず，歯科口腔保健を受けることができることが法律で保障されている。田野は，視覚障がい者が適切に口腔ケアができるように視覚以外の感覚を活かしたケア方法を開発した。

本書 p.10 の生活行動の様式で考えると，口腔は，「呼吸」「意思疎通」「飲食」に関与する。口腔が消化器の入り口と考えるならば，「排泄」にもつながるだろう。さらに必要な助力を求める意味から「安全な環境の維持」にも関与しよう。口腔の状態を適切に保つことは，自分なりの生活を送るために非常に重要と読み取れよう。口腔の状態を適切に保つためのケアは，生活行動の「清潔の保持」に該当する。日本国内でも，無歯科地域では治療が受けにくく²⁾，だからこそケアに力を注いでいることもあろう³⁾。また，社会的な要因として経済発展や物流の改善が，砂糖や甘味料の普及をもたらした一方で，歯磨きの習慣などは十分に普及せず，う蝕（虫歯）や歯周病などが蔓延している国もある⁴⁾。経済政策等のマクロ・ミクロレベルの文化が，口腔ケアという個人の生活行動にも影響を及ぼす。

田野論文では，視覚障がい者の文化に即したケアの方法を口腔保健の点から論じていただいた。視覚障がい者の生活行動の様式，即ち，触覚で物事を認知するという様式を活かして，その人なりの口腔ケアの方法を紹介していただいた。

3. 耳が聞こえない私と「障害」

早瀬論文では，障害という概念はマジョリティ側が生み出したと明確に述べていただいた。そして，聞こえる人たちが自分以外にも様々なマイノリティの人たちがいるということをまずは受け止めていくことが第一歩であるとしている。そして，自然災害や感染症パンデミック時等の非常時や，日常の映画鑑賞等，誰一人取り残さない地域づくりに向けた情報共有の必要性を示された。さらに，耳が聞こえないことや，障害認識も千差万別であり，一人ひとりに合わせて支援する側とされる側が一緒に築いていくことが求められると記した。

耳が聞こえないことで，その人なりの行動様式が培われてきたであろう。「意思疎通」の様式をはじめ，「学習」「労働と休息」の様式も耳が聞こえない方な

りの様式があったであろう。その中では，耳が聞こえない方にとって，やりやすい方法があっても，マジョリティの様式に合わせざるを得ないことも多かったのではないかと思う。耳が聞こえない方に限らず，視覚や身体機能・精神機能に障がいをお持ちの方もマジョリティの様式に合わせられていたのではないかと思う。さらには，ある文化集団にとって安全な方法が，他の文化集団には安全でない場合もある。東日本大震災では，障がい者の死亡や災害関連死は平均で健常者の2倍，聾者は7倍に上った[7]。音声による情報共有という，マジョリティにとって「安全な環境の維持」の様式は，耳が聞こえない方にとって危険なことを，肝に銘じなければならないと痛感する。

　ニュージーランドでは手話は英語・マオリ語と共に公用語となっており，マクロレベルの政策で，言語の一つとして認められている。その政策の根底には，「Cultural Safety」「Cultural humility」という，多文化を尊重する価値・規範が存在すると思われる。早瀬論文が訴えることを真摯に受け止め，具体策を通じて，多文化を尊重する価値・規範を一緒に築いていくことが肝要である。

4. 看護師をしていた頃の私へ

　全力で否定した病名の告知を受け，間もなく，杖歩行から車椅子生活となられた。家族による介護の疲弊を心配され，「いざという時は助けてくれる人が50人はいる」社会を望んでおられる。制度として介護保険は整っているが，利用者に業務的に接する者がいるのであろうか，人として寄り添ってほしいとも望まれる。機能を失う辛さを知ってほしい，前を向いて頑張ろうとしている私を応援してほしい，ときに病気に飲み込まれそうになって辛いときは寄り添って辛い気持ちを吐き出させてほしい，病気ではなくて私を見てほしい，そう看護師をしていた頃の私に伝えたい，と述べている。

　留学など，自ら選択して異文化に飛び込んだ場合でも，文化適応にはカルチャーショックが伴う。まして，自らが望まない，抗いがたい力で変容を強要された場合の適応は困難を極めるであろう。それは，誰にも起こりうることなのである。袖山論文の医師がいうように，「100年後は土に返っており，今をどう生きるか，残された時間をどう有意義に自己実現していくか」を意識して日々を過ごし，誰もが有意義に自己実現していける文化へ変容していくよう，具体的な一歩を踏み出すことが求められる。

5. これが俺のスタイル

　病気と共に笑顔も遺伝した，と力強く述べていただいた。診断を受けて，ハチャメチャな気分になったが，「病気だけど自分は自分なんだから」と笑って話す家族の強さも遺伝したと述べられた。病気により，トイレに行くこと，歩くこと，ズボンの上げ下ろしの様式も変わり，恥ずかしいと思う気持ちを乗り越えて，行動様式を自分に合うように変えてこられた。生活を整える際には，各種制度を利用することもあるが，制度の利用者は一律ではないと訴えている。そして，ご友人等と支え合いながら「俺のスタイル」を築きつづけている。

　排泄や歩行や着替えなど，一つひとつの行動様式を変更せざるを得ない過程には，心身ともに相当なご苦労があったことと思われるし，今後も変更は続いていくのであろう。速度は異なるが，私自身も同様に行動様式を変更していくことになる。マクロレベル・メゾレベルの価値・規範が多様性を前提としたものとなり，具体的な公共政策が多様性を包含したもの─ユニバーサルデザインとなれば，行動様式の変更も最小に抑えられるであろう。早瀬論文に記されているように，一緒に築いていくことが肝要である。

　以上，僭越ながら，編者自身と 5 名の共著者の論説を文化の面から省察した。障がい者とは何か。障がい者を文化集団として理解するとしたならば，障がい者の文化を尊重したケアとは何か。読者と共に考え続け，かつ具体的に行動していきたい。その歩みは遅いかもしれないが着実に進んでいくことを願う。

文　献

第1章

第1節

1) 杉野昭博：「障害の文化」と「共生」の課題．岩波書店．1997
2) 河口尚子：少数者が我慢しなくてもよい「共生」を探す．小川善道・杉野昭博やわらかアカデミズム〈わかる〉シリーズ よくわかる障害学．ミネルヴァ書房．p186-187
3) 星加良司：「障害」の意味付けと障害者のアイデンティティー「障害」の否定・肯定をめぐって．ソシオロゴス．2002. p105-120
4) 倉本智明：障害者文化と障害者身体―盲文化を中心に―．日本解放社会学会『解放社会学研究12』明石書店．1998

第2節

1) 長瀬修編：「〈障害〉の視点から見たろう文化」．現代思想編集部編．ろう文化．青土社．2000. p25
2) 倉本智明：障碍者文化と身体障碍者―盲文化を中心に―．解放社会学研究12．明石書店．1998. p31
3) 津田英二：「障害文化」概念の意義と課題―共生の社会教育のための理論構築に向けて―．神戸大学発達科学部紀要．Vol.7, No.2, 2000. p87-100
4) 岩隈美穂：小川善道・杉野昭博やわらかアカデミズム〈わかる〉シリーズ よくわかる障害学．ミネルヴァ書房．p186-187
5) ましこ・ひでのり：障がい者文化の社会的意味．日本解放社会学会．解放社会学研究12．1998. p6-30
6) 古田暁監修，石井敏，岡部朗一，久米昭元：異文化コミュニケーション―新・国際人への条件―改訂版．有斐閣選書；1996. p41-42
7) Germain C : Culturalcare-Abridgebetweensickness, illness, and disease-Holistic Nursing Practice, 6(3), 1992. p1-9
8) Giger J : Transcultural Nursing 7th Edition Assessment and Intervention. NY；Mosby；2016. p2
9) 石井敏，久米昭元，遠山淳：異文化コミュニケーションの理論　新しいパラダイムを求めて．有斐閣ブックス，2001. p111
10) Roger M : Keesing, Andrew Strathern. Cultural Anthropology : A Contemporary Perspective. Harcourt Brace College Publishers, 1998
11) マデリン M. レイニンガー著：稲岡文昭監訳．レイニンガー看護論―文化ケアの多様性と普遍性．医学書院；1999. p51
12) 中野秀一郎：タルコットパーソンズ―最後の近代主義者．東信；1999. p34
13) Larry D. Purnell : Transcultural health Care-A culturally Competent Approach 4th edition. Phiradelfia；F. A. Davis Company；2012. p6
14) Tylor E. G. : Primitive culture. New York, NY；J. P. Putnam's Sons；1971. p1
15) 太田好信：トランスポジションの思想．世界思想社．1998. p154-155
16) B. マリノフスキー：文化の科学的理論［A Scientific Theory of Culture］姫岡勤・上子武次訳．岩波書店．1958. p166-167
17) 黒田亘：行為と規範．勁草書房．1992. p28
18) V. ヘンダーソン：ヴァージニア・ヘンダーソン著／湯槇ます，小玉香津子訳：看護の基本となるもの：新装版．日本看護協会出版会；2006. p25
19) ドロセア E. オレム著／小野寺杜紀訳：オレム看護論 看護実践における基本概念，第3版．医学書院；1995. p160-161
20) N. ローパー，W. ローガン，AJ. ティアニー／柴山大賀，数馬恵子訳：看護の原理：生活レベルに基

づく看護モデル．都留伸子．看護理論家とその業績．医学書院；2004. p370-371

21）長瀬修：障害者の権利と障害者の文化―オランダ便り・6（最終回）．福祉労働 No.70. 1996

22）内藤直樹，山北輝裕：社会的包摂／排除の人類学―開発・難民・福祉．昭和堂．2014. p4

23）さとうひろえ：週末親子の旅日記～自閉症児たいたいといっしょ～．ワニブックス．2011

24）Kark S L.：Epidemigology and community medicine. New York, NY：Appleon-Century-Crpfts. 1974. p149

25）Leininger M. & MacHarland M.：Culture, care ,diversity, and universality：A theory of nursing（2d ed.）. Boston, MA. Jones & Bartlett Publisher

26）Adams-Leander S.：Chapter 5 Transcultural Nursing in the Community. Allender J. A., Rector C., and Warner K. D. Community & Public Health Nursing. Promoting the public health 8th ed. Wolters Kluwer Health Lippincotte Williams & Wilkins. Philadelphia PA. 2010. p145

27）Giger J.：Transcultural nursing：Assessment and intervention（7th ed.）. New York, NY：Mosby. 2016. p64

28）中野英一郎：タルコット・パーソンズ―最後の近代主義者．東信堂．1999. p56

29）Purnell, L. D.：Transcultural health care：A culturally competent approach（4th ed.）. Philadelphia, PA：F. A. Davis Company. 2013. p9-10. 25

30）Purnell, L. D.：Transcultural health care：A culturally competent approach（4th ed.）. Philadelphia, PA：F. A. Davis Company. 2013. p20-21

31）藤元健二：閉じこめられた僕：難病 ALS が教えてくれた生きる勇気．中央公論新社，2017

32）坂田澄江：学校に行きたい みんなに会いたい 筋ジスとともに生きた 14 年．大揚．1996. p244

33）一番ケ瀬康子，川東田博：実践文化福祉シリーズ 第 3 巻 障碍者と福祉文化．明石書店．2001. p124

34）音喜多久枝：住民主体の健康づくり活動の支援技術　地域の力を教えてくれた A さんとのかかわり 地域の人と一緒に問題解決する大切さ．地域保健．Vol.34, No.4, 2003. p4-41

35）丸谷美紀：人生の歩みに基づく対象理解に着目した家庭訪問援助に関する研究．千葉看護学会会誌. Vol.10, No.2, 2004. p17-24

36）丸谷美紀：健康相談における対象理解の方法 生活との調和を重視した健康問題への対処．千葉看護 学会会誌．Vol.12. No.1. 2006. p22-28

37）和田登：まばたきの天使：わたしの水野源三．日本基督教団出版局．1998. p101-102

38）内藤直樹：山北輝裕．社会的包摂／排除の人類学―開発・難民・福祉．昭和堂．2014. p2-3

39）坂田澄江：学校に行きたい みんなに会いたい 筋ジスとともに生きた 14 年．大揚．1996. p57

40）木村佳友：Ⅲ-1 介助犬使用者の現状（1）．高柳哲也．介助犬を知る．名古屋大学出版会．2002. p87

41）藤元健二：閉じこめられた僕：難病 ALS が教えてくれた生きる勇気．中央公論新社，2017

42）太田喜久子，川崎由理，高橋香代子，丸谷美紀：コンフォート理論：コルカバ：理論の開発過程と実 践への適用．医学書院．2008. p11-18

43）坂田澄江：学校に行きたい みんなに会いたい 筋ジスとともに生きた 14 年．大揚．1996. p247

44）壷内鉄郎，中村雅彦：東日本大震災の経験から見えてきたこと，そしてこれから……視覚障がい者の 震災・原発避難の混乱から学んだ問題点とその対策．視覚リハビリテーション研究 4 巻 1 号 1-9（2014. 1）

45）Longmore, Paul K.：The Second Phase：From Disability Rights to Disability Culture. Independent Living Institute. 1995. URL：www. independentliving. org/docs3/longm95. html

46）たいちゃんのカニューレととうちゃんのめがね．呼吸補助の管，なぜ僕だけ？ とうちゃんと絵本を 作った（2019 年 10 月 3 日配信『朝日新聞』）

47) 福島康子：呼吸器をつけないことを選んだ父，難病と在宅ケア，Vol.8, No.10, 2003

48) 荒金英樹，巨島文子，神山順，ほか：地域の「食」を支える取り組み　地域へ広がる栄養サポート 京都の挑戦．日本静脈経腸栄養学会雑誌 Vol.30, No.5, 2015. p1095-1100

49) 丸谷美紀：在宅看護実践者が行う家族の歴史に基づく援助．家族看護学研究 Vol.15, No.1, 2020. p41-50

50) 藤原佳典：V-7 介助犬の地域社会における受容．高柳哲也．介助犬を知る．名古屋大学出版会，2002. p290

51) オリバー M.，サーベイ B.：野中猛監訳・川口尚子訳：「障害学にもとづくソーシャルワーク―障害の社会モデル」金剛出版．2010

52) 福島智：「複合共生論―『障害』の有無を超えた『共生社会』へ向けて」佐伯胖編『岩波講座現代の教育 5―共生の教育』岩波書店，1998. p208-228

53) 坂田澄江：学校に行きたい みんなに会いたい 筋ジスとともに生きた 14 年．大揚．1996. p251

54) 北谷好美：生きる力．「生きる力」編集委員会編―生きる力―神経難病 ALS 患者たちからのメッセージ．岩波書店，2006. p2-10

第 3 節

1) ミルトン・メイヤロフ著／田村真，向野宣之訳：ケアの本質：生きることの意味．ゆみる出版，1987

2) マデリン M. レイニンガー／稲岡文昭監訳：レイニンガー看護論―文化的ケアの多様性と普遍性，医学書院，1992

3) アン・マリナー・トメイ，マーザ・レイラ・アリグッド／都留伸子監訳：看護理論家とその業績 第 3 版．医学書院，2004. p159

4) Purnel L. D. & Paulanka B. J. : transcultural health care (2nd ed) Philadelphia : F. A. Dais. 2008

5) Smith L. : Concept analysis : culue competence. journal of Culturl Diversity, Vol.5, No.1, 1998. p4-10

6) Giger J. : Transcultural Nursing 7th Edition Assessment and Intervention. NY ; Mosby ; 2016. p6

7) Sheila Adams-Leander, Cherie Recor : Trans cultural Nursing in the Communiy. In J. A. Allender, C. Rector, & K. D. Waner (Eds.), Community & public health nursing (8th ed.). Philadelphia : Walter Kluner. 2014. p115-151

8) 中野英一郎：タルコット パーソンズ―最後の近代主義者．東信堂．1999

9) Bernal H : A model for delivering culture-relavant care in the community. Public Health Nursing, Vol.10, No.4, 1993. p226-232

10) Adams-Leander S. : Chapter 5 Transcultural Nursing in the Community. Allender J. A., Rector C., and Warner K. D. Community & Public Health Nursing. Promoting the public health 8th ed. Wolters Kluwer Health. Lippincotte Williams & Wilkins. Philadelphia PA. 2010. p140-141

11) Degazon C. E. & Perdue B. J. : Chapter 7 Cultural Diversity in the Community. In M. Stanhope & J. Lanvaster（Eds.）, Public health Nursing : Population-Centered Health Care in the Community (9th ed.) St. Louis, MO : Elsevier Inc. 2015. p160-161

12) Adams-Leander S. : Chapter 5 Transcultural Nursing in the Community. Allender J. A., Rector C., and Warner K. D. Community & Public Health Nursing. Promoting the public health 8th ed. Wolters Kluwer Health. Lippincotte Williams & Wilkins. Philadelphia PA, 2010. p143

13) Tervalon M, Murray-García J. : Cultural humility versus cultural competence : a critical distinction in defining physician training outcomes in multicultural education. J Health Care Poor Underserved. Vol.9, No.2, 1998. p117-125

14) Wood C. : Introduction Criptiques : Adaring space. in Caitlin W. Criptiques. May Day Publishing. 2014.

p2

15）マデリン M. レイニンガー／稲岡文昭監訳：レイニンガー看護論―文化的ケアの多様性と普遍性. 医学書院．1992. p53

16）Degazon C. E., & Perdue B. J. : Chapter 7 Cultural Diversity in the Community. In M. Stanhope & J. Lanvaster（Eds.）, Public health Nursing : Population-Centered Health Care in the Community（9th ed.）St. Louis, MO : Elsevier Inc. 2015. p156-158

17）井出彩子：頸髄損傷者が経験する社会とのかかわりにおいてもたらされる苦しみと共生を目指す過程に関する検討．日本地域看護学会誌 15（3）, 2013. p12-22

18）Loche DC., Hardaway Yv. : Moral perspectives in interracial settings. In Cocrane D. manley-Casimir M. editors : Moral Education ; Practical Approaches. New York. 1992. praeger

19）ましこ・ひでのり：障がい者文化の社会的意味．日本解放社会学会．解放社会学研究 12. 1998

20）ミルトン・メイヤロフ著／田村真，向野宣之訳：ケアの本質：生きることの意味．ゆみる出版，1987. p22-23

21）Steven E. Brown : What Is Disability Culture? Disability Studies Quarterly. 2002, Vol.22, No.2, p34-50

第 2 章

1）丸谷美紀，宮崎美砂子：農村部における地域の文化を考慮した生活習慣病予防の保健指導方法―主体的な行動変容を促すために―．日本地域看護学会誌．Vol.11, No.2, 2009. p38-45

2）丸谷美紀，大澤真奈美，雨宮有子，宮崎美砂子：農村部における地域の文化を考慮した生活習慣病予防の保健指導方法 健康を志向した地域の文化を育むことを意図して．日本地域看護学会誌．Vol.13, No.2, 2011. p7-15

3）Marutani M., Miyazaki M. : Culturally sensitive health counseling to prevent lifestyle-related diseases in Japan. Nursing & Health Sciences, Vol.12, No.3, 2011. p392-398

4）丸谷美紀，雨宮有子，鶴岡章子，宮崎美砂子：都市近郊における地域の文化を考慮した生活習慣病予防の保健指導，日本地域看護学会誌 16 巻 1 号，2013. p20-28

5）Marutani M., Tamura S., Amamiya Y., Miyazaki M. : ABC Evaluation of culturally appropriate health counseling to prevent lifestyle-related diseases and its modification for practical use as the new ABC model of culturally appropriate counselling for Japanese public health nurses. International Journal of Nursing Practice Vol.19, No.2, 2013. p39-49

6）丸谷美紀，佐藤紀子，大澤真奈美，宮崎美砂子，雨宮有子，細谷紀子：住民の価値観・生活・つながりを大切にする保健指導方法 ABC］研修受講者の文化的能力の発展．文化看護学会誌．Vol.8, No.1, 2016. p2-13

7）宮本ふみ：無名の語り 保健師が「家族」に出会う 12 の物語．医学書院．2006

8）本橋豊：よくわかる自殺対策―他分野連携と現場力で「いのち」を守る．ぎょうせい 2015

9）小坂井敏晶：異文化変容のパラドックス．朝日選書．1996

10）岩戸さゆき，池田真理，吉田滋子，吉岡大晶，山本則子：医療的ケアが必要になった重症心身障害児の在宅復帰を可能にした看護―母の本当の願いを引き出し実現した事例から―．家族看護学研究．Vol.23, No.1, 2017. p52-63

11）Larry D. Purnell : Transcultural health Care-A culturally Competent Approach 4th edition. Phiradelfia ; F. A. Davis Company ; 2012. p7-29

12）坂田澄江：学校に行きたい みんなに会いたい 筋ジスとともに生きた 14 年．大揚．1996. p248

13) 一番ケ瀬康子，川東田博：実践文化福祉シリーズ　第3巻　障碍者と福祉文化．明石書店．2001. p18

第3章　ケアをすすめる

第1節

1) 第1441回放送用語委員会（東京），「障害」の表記について，放送研究と調査，pp.100-103，2020年3月

2) 「障害」の表記に関する作業チーム，「障害」の表記に関する検討結果について（障がい者制度改革推進会議　第26回（平成22年11月22日）資料2）

3) 障害者福祉研究会編，ICF国際生活機能分類—国際障害分類改定版—，中央法規，2002年

4) 上田敏，国際障害分類初版（ICIDH）から国際生活機能分類（ICF）へ—改定の経過・趣旨・内容・特徴—，『月刊ノーマライゼーション　障害者の福祉』2002年6月号（第22巻　通巻251号）

5) 阪東美智子，建築と障害とのかかわり—ICF（国際生活機能分類）の観点から—，『空衛』，2012年2月号

6) WHO，高齢化と健康に関するワールドレポート：要旨，2015年　https://apps.who.int/iris/bitstream/handle/10665/186468/WHO_FWC_ALC_15.01_jpn.pdf

7) 厚生労働省，平成26年版厚生労働白書，2014年

8) 例えば，日本ヘルスプロモーション学会HP（http://plaza.umin.ac.jp/~jshp-gakkai/intro.html）など

9) 内閣府，令和元年版障害者白書，2019年

10) 国土交通省住宅局住宅総合整備課監，高齢者住宅財団編，高齢者が居住する住宅の設計マニュアル，ぎょうせい，2005年

11) 池田耕一，大中忠勝，栃原裕監訳，Ray Ranson，健康住宅実践ガイド，弘学出版，2001年

12) 阪東美智子，野口祐子，鈴木晃，障害のある子どもの成育・子育てモデルの検討と住環境整備の介入のあり方に関する研究，平成21年度〜平成23年度科学研究費補助金（基盤研究（C））研究成果報告書，2012年

13) 野口祐子，橋本彼路子，阪東美智子，障害児の育成と自立支援のための住環境整備に関する研究：平成19年度みずほ福祉助成財団研究報告書，2008年

第2節

1) 口腔保健とヘルスプロモーション：田沢光正：保健婦雑誌54（4）270-275；1998

2) Lone Schou, Anthony S. Blinkhorn著．川口陽子，中村千賀子監訳：オーラルヘルスプロモーション：21世紀の健康戦略．口腔保健協会，1994

3) 21世紀の健康戦略　ヘルスプロモーションと歯科医療：中村 譲治：九州歯科学会雑誌56（5）217-222；2002.

4) 成人歯科保健におけるヘルスプロモーションの実践（第2報）　MIDORIモデル（PRECEDE-PROCEED model）による歯周病予防事業の評価：森下真行，中村譲治，堀口逸子，中川淳：口腔衛生学会雑誌54（2）95-101；2004

5) 21世紀型日本の歯科医療モデル　生涯を通した健康な口腔に不可欠な口腔育成　ヘルスプロモーション型の学校歯科健診：西真紀子，金谷史夫，小口道生，熊谷ふじ子，熊谷崇：The Quintessence 22（3）579-587；2003

6) 明日からできる診療室での予防歯科．NPO法人ウェルビーイング編．医歯薬出版．1998

7) 酒井信明：心身障害者の歯科医療．日歯麻誌，5：p216-224，1997

8) 森崎市治郎：障害者歯科とは．障害者歯科ガイドブック（森崎市治郎・緒方克也・向井美惠　編），

医歯薬出版，3-13，2006

9）【歯科口腔保健法に基づく地域歯科保健活動の推進と今後の課題】健康格差縮小に向けた自治体での地域歯科保健の取組み：秋野憲一：保健医療科学 63 巻 2 号，p121-130，2014

10）【歯科口腔保健をどう進めるか】地域における学齢期・障がい者の歯科口腔保健　口腔保健支援センターを活用した施策の展開：新里勝宏：公衆衛生 83 巻 11 号，p814-818，2019

11）北海道歯・口腔の健康づくり 8020 推進条例がもたらした施策へのインパクト：佐々木健：保健医療科学 60 巻 5 号，p373-378，2011

12）これからの障害児者の歯科保健医療提供体制を考える　今後の日本に必要と考える障害児者医療体制のあり方：弘中祥司：社会歯科学会雑誌 12 巻 1 号，p.20-23，2019

13）視覚障害者の歯科医療・歯科保健の現状と要望　スポーツ団体参加者を対象とした面接調査から：田野ルミ，吉田亨：日本歯科医療管理学会雑誌 45（3）：199-204；2010

14）視覚障害者への説明用歯科保健教育模型の作製とその有効性の検証：田野ルミ，高橋和哉，山名翔子：日本歯科医療管理学会雑誌 48 巻 2 号，p.140-146，2013

・　スペシャルニーズデンティストリー障害者歯科 第 2 版．日本障害者歯科学会：医歯薬出版．2017

・　歯医者に聞きたい障がいのある方の歯と口の問題と対応法．口腔保健協議会：著　長田 豊・長田 侑子．2015

第 4 章　改めて障がい者の文化と，それを尊重したケアとは

1）榊原哲也：鼎談 育むということ―現象学的哲学の視点から．文化看護学会誌，Vol.3, No.1, 2011. 50-53

2）榊原彰子，松岡恵悟，宮澤仁：仙台都心部における分譲マンション居住者の特性と都心居住の志向性．季刊地理学，Vol.55, No.2, 2003. p87-106

3）松原斎樹，澤島智明：京都市近辺地域における冬期住宅居間の熱環境と居住者の住まい方に関する事例研究：暖房機器使用の特徴と団らん時の起居様式．日本建築学会計画系論文集，Vol.61, 1996. p75-84

4）岩﨑理浩，福田英輝，林田秀明，北村雅保，小山善哉，介田圭，齋藤俊行：無歯科医離島住民における歯の喪失状況と喪失要因に関する研究．口腔衛生学会雑誌，Vol.66, No.1, 5, 2016. p445-451

5）中村典史：離島へき地歯科医療学：離島巡回診療同行実習．鹿児島大学歯学部紀要，Vol.29, 2009. p11-13

6）高井正成，松野昌展：パキスタン最北部フンザ地域における歯科人類学的調査．ヒマラヤ学誌：Himalayan Study Monographs, Vol.5, 1994. 17-30

7）Takayama K. : Disaster Relief and Crisis Intervention with Deaf Communities. J Soc Work Disabil Rehabil, Vol.16, No.1, 3-4, 2017. p247-260

あとがき

「障がい者のヘルスプロモーションについてシンポジウムを企画しませんか」

　本書の執筆の契機となったのは，ある方からかけられた言葉であった。障がい者の症状は固定され福祉の対象と見られがちだが，ヘルスプロモーションの対象でもある，との意図であった。阪東論文の図にもあるように，環境を整え，一緒に坂を上っていくイメージは，障がいの有無に関わりなく当てはまると思える。

　その方とシンポジウムをご一緒に開催したのだが，その際に座長や演者から「このシンポジウムの帰結はどこになるのでしょうか」と問われた。座長も含め，各演者が独自の経験・見解を，一見ばらばらに述べ合おうとしていたためである。筆者は，各自の見解を述べ，聴衆に熟考していただければ良いのではと考えていた。なぜなら，障がい者を理解する（理解し合おうという姿勢を持つ）ということは，誰もがかけがえのない存在として，多様性を認め合うことを前提とする，と考えていたからである。その上で，誰もが一人では生きていくことができないのだから，多様な生き方をしている自分と他者の成長を支え合えるような社会に近づく努力をしていこう，という趣旨でシンポジウムを進めるつもりであった。したがって，シンポジウムでも，無理に一つの帰結に集約する必要はなく，多様な見解を述べ合った。

　本書も，多様性を認め合う社会に向けた書籍ならば，多様な見解を述べて然りと思う。出版社のご理解により，各自が独自の見識を述べることをお許しいただき，感謝いたします。各著者は力の限り，ご自分の経験や専門的立場からの見解を述べてくださり，御礼申し上げます。そして，飾らない言葉で巻頭言をご執筆してくださった早瀬様に，心より感謝と敬意を表します。

　日本，そして世界中の一人ひとりが，かけがえのない存在として，自分と他者をケアし合える社会の実現を信じて，本書をお捧げいたします。

　2021年　パンデミック下の夏に

著者代表　丸谷美紀

Accept　49
ADL　72
ALS 看護師との関り　86
ALS 発症　86
Assess　48
Aware　50
Balance　51
Comfort　52
Connect　52
ICF　64
ICIDH　64
International Classification of
　　Functioning, Disability and
　　Health　64
QOL　72

あ

アセスメント　48, 53
アルコール性精神障害の事例　55
安全　24
安寧　52
安楽　22

い

医学モデル　1, 3
意思疎通　25
遺伝　90
移動　28
医療的ケアが必要な重症心身
　　障害児の母　59
医療モデル　2
飲食　26

う・え・お

受け止め　49
笑顔　90
縁を紡いで　88
オタワ憲章　66

か

ガイドヘルパー　76
学習　29
環境　21
　　——因子　65, 67
　　——整備　63, 71

き

気づき　50
機能的能力　65

け

ケア　32
ケアリング　33
健康　4
　　——住宅のためのガイドライン
　　　70
　　——の社会的決定要因　71

こ

交通バリアフリー法　69
高文脈文化　16
合理的配慮　69
高齢化と健康に関するワールドレ
　　ポート　65
呼吸　25
国際障害分類　64
国際生活機能分類　64
個人因子　65
個人主義　16
この病気とどう生きるか　90
ゴミ屋敷に暮らす兄妹への支援
　　57
コンフォート　22

さ・し

差別　42

死　31
歯科口腔保健に関する条例　75
自文化の自覚　35
自分の限界　97
自分の文化への自覚　60
自民族中心主義　44
社会的障壁　64, 67
社会モデル　1, 2, 3
住宅改修　72
集団主義　16
手話という言語　79
障がい　1
障害　2
障がい者　1
障害者差別解消法　69
障害者歯科医療体制　76
障害者歯科認定医・指導医・
　　専門医数　77
障害者の住まいに対する施策　69
障害者の定義　64
障がい者の文化　6
障がい者のヘルスプロモーション
　　5
障害受容　79
障害の概念　64
自立　23

す

睡眠　30
ステレオタイプ　42
スペシャルニーズ　74

せ・そ

生活機能構造モデル　64
生活行動　9
清潔　27
性的特徴　30
生物学的差異　20

脊髄小脳変性症　90
セルフアドボカシー　21, 24
相互依存　23

た

体温　28
対象集団の文化アセスメント　36
他者を手段として扱う行為　87
多文化主義　11
多様性　56

ち

着衣　27
聴覚障害者への
　　ヘルスプロモーション　80

て・と

低文脈文化　16
デフコミュニティ　79
統制の所在　23

な

内在的能力　65

は

ハートビル法　69
排泄　27
バランス　51
バリアフリー　67, 81
　　——映画　81

——新法　69

ふ

福祉用具　72
プライマリーケア的なかかわり
　　87
文化　8, 9
　　——ケアの維持　40
　　——ケアの再構成　41
　　——ケアの再パターン化　41
　　——ケアの調整　40
　　——ケアの取り引き　40
　　——ケアの保持　40
　　——集団　11
　　——人類学　14
　　——相対主義　11
　　——的安全　53
　　——的感受性　36
　　——的ケア　12
　　——的能力　38
　　——に即したケア　32
　　——に即したケアの原則　35
　　——に対する謙虚さ　38, 53
　　——に導かれた習慣の吟味　39
　　——の押し付け　44
　　——の葛藤　44
　　——の仲介　41
　　——は変容　61
文脈依存　15

へ・ほ

ヘルシーシティ　66
ヘルスプロモーション　5, 66
偏見　42
保健指導方法ABC　47

ま

マイノリティ　79
マクロレベル　14, 16, 18, 19, 20
マジョリティ　79
　　——側の障害に対する見方　79

み・む・め

ミクロレベル　14, 17, 18, 19, 20
耳が聞こえない人への情報アクセ
　　ス環境　83
結びつけ　52
メゾレベル　14, 17, 19, 20, 53

ゆ・よ

ユニバーサル的アプローチ　81
ユニバーサルデザイン　68
寄り添う　89

ろ

労働と休息　28
ローカスオブコントロール　23
ロナルド・メイス　68

障がい論
文化に即したケア

定価：3,080 円（本体 2,800 円＋税 10％）

2021 年 8 月 26 日　第 1 版第 1 刷発行 ©

編著　　　丸谷美紀

発行　　　株式会社クオリティケア

代表取締役　鴻森和明

〒 176-0005 東京都練馬区旭丘 1-33-10

TEL & FAX　03-3953-0413

e-mail：qca0404@nifty.com

URL：http://www.quality-care.jp/

印刷：株式会社双文社印刷

ISBN 978-4-904363-91-1

C3047　￥2800E